実は知らない
循環器希少疾患

どう診る？ どう対応する？

*Rare Cardiovascular Diseases:
How to Diagnose and Treat*

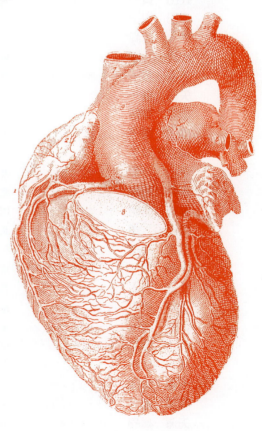

安斉俊久 編

南江堂
Edited by Toshihisa Anzai

編集・執筆者一覧

■編　集
安斉　俊久　　あんざい　としひさ　　北海道大学大学院医学研究院循環病態内科学教室　教授

■執　筆（執筆順）

渡邉　昌也　　わたなべ　まさや　　北海道大学病院循環器内科

福島　新　　ふくしま　あらた　　北海道大学大学院医学研究院循環病態内科学教室

岩野　弘幸　　いわの　ひろゆき　　北海道大学大学院医学研究院循環病態内科学教室

神谷　究　　かみや　きわむ　　北海道大学大学院医学研究院循環病態内科学教室

鎌倉　令　　かまくら　つかさ　　国立循環器病研究センター心臓血管内科部門不整脈科

草野　研吾　　くさの　けんご　　国立循環器病研究センター心臓血管内科部門不整脈科　部長

高潮　征爾　　たかしお　せいじ　　熊本大学病院循環器内科

辻田　賢一　　つじた　けんいち　　熊本大学大学院生命科学研究部循環器内科学　教授

津田　悦子　　つだ　えつこ　　国立循環器病研究センター小児循環器・周産期部門小児循環器科

杜　徳尚　　とう　のりひさ　　岡山大学大学院医歯薬学総合研究科循環器内科学

志賀　剛　　しが　つよし　　東京慈恵会医科大学臨床薬理学　教授

吉澤佐恵子　　よしざわ　さえこ　　東京女子医科大学病理学（実験病理学分野）

矢﨑　善一　　やざき　よしかず　　佐久総合病院佐久医療センター循環器内科　部長

能見　英智　　のうみ　ひでとも　　佐久総合病院佐久医療センター循環器内科

市田　蕗子　　いちだ　ふきこ　　国際医療福祉大学臨床医学研究センター　特任教授

神谷千津子　　かみや　ちづこ　　国立循環器病研究センター産婦人科

小山　潤　　こやま　じゅん　　丸子中央病院内科

永井　利幸　　ながい　としゆき　　北海道大学大学院医学研究院循環病態内科学教室　講師

神﨑　秀明　　かんざき　ひであき　　国立循環器病研究センター心臓血管内科部門心不全科　医長

横田　卓　　よこた　たかし　　北海道大学病院臨床研究開発センター　特任講師

石森　直樹　　いしもり　なおき　　北海道大学大学院医学研究院循環病態内科学教室　特任准教授

本郷　賢一　　ほんごう　けんいち　　東京慈恵会医科大学循環器内科　教授

武田　充人　　たけだ　あつひと　　北海道大学大学院医学研究院小児科学教室

正井　崇史　　まさい　たかふみ　　桜橋渡辺病院　副院長/心臓血管外科　部長

大原　貴裕　　おおはら　たかひろ　　東北医科薬科大学医学部地域医療学　准教授

鈴木　健之　　すずき　けんじ　　東京都済生会中央病院循環器内科　医長

河原田修身　　かわらだ　おさみ　　育和会記念病院循環器内科　部長

千葉　義郎　　ちば　よしろう　　水戸済生会総合病院循環器内科　血管内治療グループ長

岡部　圭介　　おかべ　けいすけ　　慶應義塾大学医学部形成外科学　専任講師

矢澤　真樹　　やざわ　まさき　　慶應義塾大学医学部形成外科学　専任講師

石坂　傑　　いしざか　すぐる　　北海道大学大学院医学研究院循環病態内科学教室

序　文

　循環器診療は，一般的疾患（common disease）を対象にすることが多く，希少疾患（rare disease）に遭遇する頻度は比較的低いと考えられがちであるが，不整脈，心不全，虚血性心疾患などの背景にはしばしば希少疾患が潜んでいる．希少疾患の定義は，国や地域によって異なるが，一般的には1万人あたり1〜5人未満に発症するものとされている．しかしながら，その疾患数は膨大であり，現在も新たな疾患が報告され続けている．また，希少疾患はその特性上，自然歴に関する疫学データの蓄積や大規模臨床試験の実施が困難であったことから，診療におけるエビデンスに乏しく，希少疾患に苦しむ患者の多くは，医学的にも社会的にも弱い立場に置かれてきた．ところが，ゲノムワイド関連解析などの医療技術が進歩し，希少疾患の病態が遺伝子レベルで解明されるに伴い，その医学的ならびに社会的重要性に大きな注目が集まるようになり，国策としても希少疾患患者の生活の質向上を目指した継続的支援と医療革新が重要事項として取り上げられるようになった．

　希少疾患には，根本的な治療法が存在しないものが多いなかで，サルコイドーシスではステロイド治療の有効性が確立されており，アミロイドーシスやFabry病などに関しては，新規治療法の開発も加速度的に進んでいる．また，根本的治療法が存在していなくても，希少疾患の確定診断が得られれば，患者は自らの病気や症状に関してさまざまな情報にアクセスすることが可能になり，患者会での相談や指定難病に対する医療費助成などにより，心理的・社会的な負担を軽減することが可能になる．こうしたことから，希少疾患を見逃さずに早期の段階で治療を開始する重要性は年々高まっている．

　筆者は，前任地の国立循環器病研究センターに在籍中，全国から紹介される多くの難治性あるいは原因不明の循環器疾患，特に心不全・心筋症の症例を診させていただく機会をいただいた．高次医療機関からの紹介も多く，まさに最後の砦として正確な診断を下し，最善の治療を選択しなければいけないという重圧のなかで，系統的に鑑別診断を行う重要性を改めて学ばせていただいた．本書における総論では，希少疾患を見逃さないためのポイントやノウハウが網羅されており，第一線の臨床の現場でお役立ていただける内容となっている．各論においては，希少疾患のなかでもしばしば経験するものについて，病態や診療に関する最新の情報が記載されている．また，日常で経験することが少ない希少疾患の診療を疑似体験できるように，カラー画像なども豊富に取り入れられている．

　一生の間で数例しか経験しないような症例でも，患者本人にとってはその病気が人生を左右する大きな存在である．本書によって，一人でも多くの未診断の患者が，正確な診断のもとに適切な治療とサポートを受けられるようになれば望外の喜びである．

2019年7月

安斉　俊久

目　次

I　総論　チャートでわかる見落とさないための診断プロセス …… 1

1　原因不明の致死性不整脈に遭遇したら ……………………… 渡邉　昌也　　2
2　原因不明の心肥大・収縮障害を認めたら ………………… 福島　　新　　21
3　原因不明の右心不全を認めたら ………………………………… 岩野　弘幸　　31
4　原因不明の冠動脈疾患をみたら ………………………………… 神谷　　究　　40

II　疾患各論　知っておきたい循環器希少疾患・病態 ………………… 51

A　不整脈 …………………………………………………………………………… 52
1　特発性心室細動 ………………………… 鎌倉　　令・草野　研吾　　52

B　冠動脈疾患 …………………………………………………………………… 63
1　心筋梗塞後症候群（Dressler 症候群）………… 高潮　征爾・辻田　賢一　　63
2　川崎病 ………………………………………………………… 津田　悦子　　68

C　弁膜疾患 ……………………………………………………………………… 74
1　Ebstein 病 …………………………………………… 杜　　徳尚　　74

D　心筋疾患 ……………………………………………………………………… 79
1　不整脈原性右室心筋症 …………………… 志賀　　剛・吉澤佐恵子　　79
2　拘束型心筋症 …………………………………… 矢崎　善一・能見　英智　　87
3　左室心筋緻密化障害 ……………………………………… 市田　蕗子　　94
4　周産期心筋症 ……………………………………………… 神谷千津子　101

5	心アミロイドーシス	小山　潤	107
6	心臓サルコイドーシス	永井　利幸	116
7	筋ジストロフィー	神﨑　秀明	125
8	アルコール性心筋症	横田　卓	134
9	薬剤性心筋症	石森　直樹	139
10	Fabry 病	本郷　賢一	147
11	ミトコンドリア心筋症	武田　充人	155

E　心膜疾患，腫瘍 ……………………………………… 163

1	心臓腫瘍（悪性・転移性）	正井　崇史	163
2	収縮性心膜炎	大原　貴裕	170

F　末梢動脈疾患 …………………………………………… 178

1	末梢動脈瘤	鈴木　健之	178
2	閉塞性血栓性血管炎（Buerger 病）	河原田修身	184

G　静脈・リンパ管疾患 …………………………………… 191

1	上大静脈症候群	千葉　義郎	191
2	リンパ管炎・リンパ浮腫	岡部　圭介・矢澤　真樹	196

H　その他 …………………………………………………… 204

1	脚気心	石坂　傑・永井　利幸	204

索引 ……………………………………………………………… 211

I
総　論

チャートでわかる
見落とさないための
診断プロセス

1

原因不明の致死性不整脈に遭遇したら

a まず，行うべき対応は何か？

　患者が致死性不整脈から心停止に至った場合，言うまでもなく適切な心肺蘇生を行えなくてはいけない．米国心臓協会（American Heart Association：AHA）から発表されている最新のガイドライン（AHA 2015 アルゴリズム，Adult Cardiac Arrest Algorithm）を確認していただきたい[1]．

　心停止に至らないが心拍の異常を認める場合，徐脈時と頻脈時で対応は異なる．頻脈の場合，血行動態を適切に把握したうえで，カルディオバージョンや薬物的な頻拍の停止が必要となる（図1）．徐脈の場合，持続する徐脈に対してアトロピンやドパミンなどの薬物治療がまず考慮されるが，効果は一時的，不十分なことが多く，一時的ペーシングの必要性を常に検討しなくてはいけない（図2）．

b どう診断していくか？

　患者が初めて病院を受診する際，心電図などの検査情報は得られていない．問診，身体所見を通して訴えが不整脈に関連するかを評価した後，心電図をはじめとする種々の検査のどれが必要かを判断する．

　図3に診断のフローチャートを示す[2]．心電図にて不整脈が記録されない場合は，Holter 心電図などによる不整脈の検出が必要である．不整脈が確認された場合，背景にある基礎心疾患の評価を行い，不整脈の重症度評価，遺伝性不整脈疾患の可能性，突然死のリスク評価を目的に種々の検査により行っていく．

　不整脈疾患は心拍数 50/分未満の徐脈性不整脈と 100/分以上の頻脈性不整脈に大別され，表1に鑑別すべき不整脈疾患を記載する．以下に，問診，各種検査と各疾患において注意するべき所見を述べる．

1）問診

　表2に不整脈でみられる症状を示す．めまいと動悸は頻繁にみられる症状であり，

I 総論 チャートでわかる見落とさないための診断プロセス

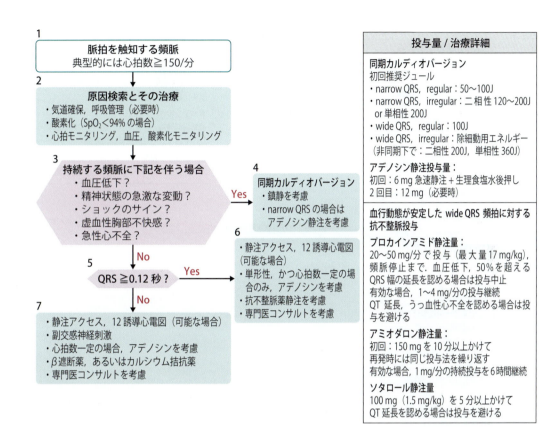

図1 AHA 2015 アルゴリズム:脈を触れる頻脈

(文献1より引用)

問診における注意点を以下に示す.

a) めまい

不整脈疾患による"めまい"は前失神状態(near syncope)を意味する点に注意が必要である.丁寧な問診により,内耳疾患などによる回転性めまいや血圧上昇よるふらつきなどと区別することが必要である.徐脈性および頻脈性不整脈のいずれでもみられる.

b) 動悸

動悸の原因として最も頻度が高いのは洞性頻脈であり,精神状態,貧血,炎症性疾患などさまざまな原因で起こる.洞性頻脈の場合は動悸の始まりと終わりがあいまいであるが,頻脈性不整脈では患者は始まりと終わりをはっきり自覚できることが多い.動悸に前失神状態を伴っている場合には,心室頻拍や高度の徐脈性不整脈など重篤な不整脈の可能性が高く,早急な対処が必要である.脈の欠滞も動悸として訴えられることが多

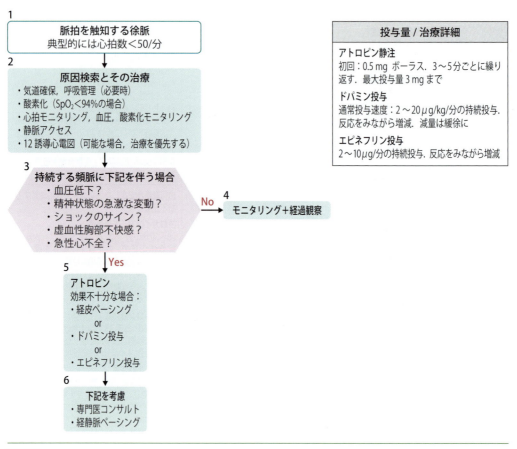

図2 AHA 2015 アルゴリズム：脈を触れる徐脈

（文献1より引用）

い．期外収縮では「脈がとぶ」「一瞬，胸が詰まる感じ」などの訴えが多く，心房細動では「脈が乱れる」「脈が一定しない」などの訴えが多い．

c) その他

心筋梗塞，心筋症などの器質的心疾患，心臓手術歴，心疾患以外の併存疾患，内服薬についての情報，家族歴の聴取が必要である．家族歴の聴取では，若年（45歳以下）での突然死が血縁者にないかは必ず聴取する．

I 総論 チャートでわかる見落とさないための診断プロセス

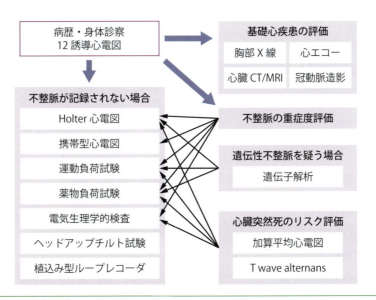

図3 不整脈の可能性がある患者の診断フローチャート

(文献2より改変)

| 表1 | 鑑別すべき不整脈疾患 |

1. 徐脈性不整脈
   - 洞不全症候群
   - 房室ブロック
2. 頻脈性不整脈(上室性)
   - 洞性頻脈
   - 心房性期外収縮
   - 発作性上室頻拍
   - 心房頻拍
   - 心房粗動
   - 心房細動
3. 頻脈性不整脈(心室性)
   - 心室期外収縮
   - 心室頻拍,torsade de pointes(TdP)
   - 心室細動*
4. 遺伝性不整脈疾患
   - Brugada症候群*
   - 早期再分極症候群*
   - QT延長症候群*
   - QT短縮症候群*
   - カテコラミン感受性多形性心室頻拍*

*:詳細はⅡ-A-1「特発性心室細動」参照.

| 表2 | 不整脈でみられる症状 |

頻脈性不整脈	徐脈性不整脈
●動悸 ●めまい,ふらつき(前失神状態) ●失神 ●痙攣 ●胸部絞扼感 ●倦怠感	●めまい,ふらつき(前失神状態) ●失神 ●倦怠感 ●呼吸困難

2) 心電図診断

a) 徐脈性不整脈

洞不全症候群は Rubenstein 分類によって，下記の 3 型に分けられる（図 4）[3]．

> Ⅰ型　洞性徐脈（心拍数 40/ 分未満）
> Ⅱ型　洞停止・洞房ブロック
> Ⅲ型　徐脈頻脈症候群

また，房室ブロックは以下のように分類される（図 5）．

> **第 1 度房室ブロック**　PQ 時間が 0.21 秒以上に延長しているが，QRS 波の脱落を伴わない．
> **第 2 度房室ブロック**
> 　（Wenckebach 型）　PQ 時間が徐々に延長し，QRS 波が欠落する．
> 　（Mobitz Ⅱ型）　PQ 時間の経時的延長を伴わずに QRS 波が欠落する．
> 　（高度房室ブロック）　心房心室間の伝導比が 3：1 以上となるもの
> **第 3 度房室ブロック**　房室解離を認めるもので，完全房室ブロックと同義である．

b) 頻脈性不整脈

narrow QRS 頻拍（QRS＜120 msec）のほとんどは上室頻拍であり，この項での説明は省略する．

wide QRS 頻拍（QRS≧120 msec）は単形性と多形性に分類される．単形性 wide QRS 頻拍は心室頻拍の場合が多いが，脚ブロックや心室内変行伝導を伴った上室頻拍

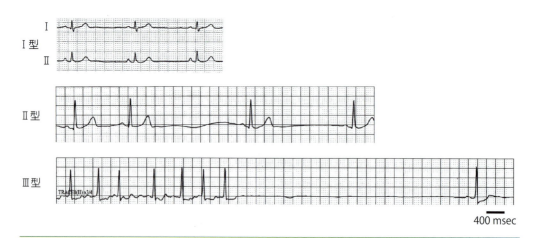

図 4　洞不全症候群

との鑑別が重要である．図6に，両者の鑑別法を示す．多形性心室頻拍の1つとして，torsade de pointes（TdP）がある．心電図基線を軸に，QRS波形が刻々と捻じれるように変化する特徴的な波形であり，QT延長に引き続いて起こる．自然停止することが多いが，心室細動へ移行することがある（図7）．

3) Holter 心電図

　Holter心電図は24〜48時間の心電図波形を連続的に記録し，異常を解析する．記録誘導として，X軸方向（左右方向）の成分を反映するCM5（V_5誘導に類似）と，Z軸方向（前後方向）の成分を反映するNASA（V_1誘導に類似）の組み合わせが一般的である．

4) 植込み型ループレコーダ

　失神の原因検索として，長期間の心電図記録が必要な場合に使用が考慮される．日本循環器学会の「失神の診断・治療ガイドライン」（2012年改訂版）における，植込み型

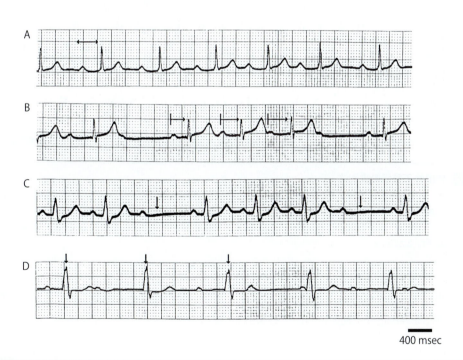

図5　房室ブロック
A：第1度房室ブロック（PQ間隔が0.20秒以上），B：Wenckebach型第2度房室ブロック，C：Mobitz II型第2度房室ブロック，D：第3度房室ブロック（完全房室ブロック）

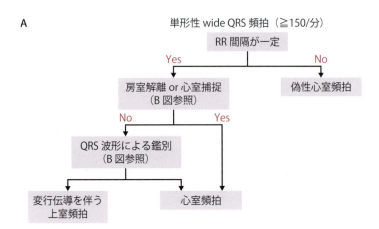

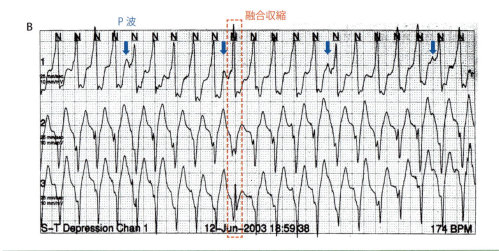

図6 頻脈性不整脈の鑑別法
A：心室頻拍と上室頻拍との心電図鑑別ポイント，B：房室解離と融合収縮を認める心室頻拍症例．心室頻拍中にQRSとは周期が異なるP波（青矢印）が確認され，房室解離の所見である．左から2番目のP波に続くQRS波形は他に比べて幅が狭く，房室結節を介して伝わる自己QRSと心室頻拍との融合波形を示す．

　ループレコーダの適応を表3，4に示す．また，潜因性脳梗塞患者における心房細動の検出を目的とする使用についても適応が認められている．近年，植込み型ループレコーダは，急速に小型化が進んでいる．

5）運動負荷試験

　不整脈診療においては，①運動負荷により誘発される不整脈の診断，②すでに診断さ

Ⅰ　総論　チャートでわかる見落とさないための診断プロセス

C

		心室頻拍	脚ブロック・変行伝導を伴う上室頻拍
QRS 幅		しばしば>0.14 秒	≦0.14 秒が多い
胸部誘導に R(r)S 型のQRS 波形		まったくみられないことがある	認められる
胸部誘導に R(r)S 型の QRS波形がある場合，R 波の始まりから S の谷間までの時間		>0.10 秒のことがある	ほとんどが≦0.10 秒
左軸偏位<−30°		しばしばみられる	少ない
左脚ブロック＋右軸偏位		みられればほとんどが心室頻拍	極めてまれ
右脚ブロック波形	V₁	単相性　taller left rabbit ear　二相性 qR　Rs	三相性 rSR　rR
	V₆	rS　QS　R/S<1	Rs　qRs　R/S>1
左脚ブロック波形	V₁ の始まりから S の谷まで	>0.07 秒のことがある	ほとんどが≦0.07 秒
	V₁,₂ の S 波のノッチ	あり	なし

C：QRS 波形からの wide QRS 頻拍の鑑別法

（C 図：文献 4 より引用）

れている不整脈がある状態での運動の安全性を評価する目的で行われる．
　トレッドミル，エルゴメータによる負荷方法があるが，いずれの場合でも**心室頻拍，心室細動など重篤な不整脈が誘発される可能性があり，急変時に対応できる体制を整えたうえでの検査が望ましい**．

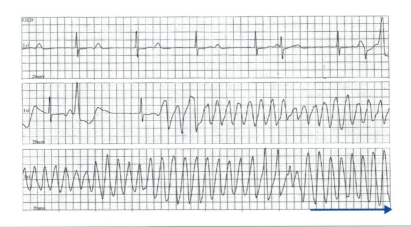

図7 QT延長によるTdPから心室細動へ移行した例

心房細動に対してベプリジルを内服していた70歳代男性．モニター心電図にて，TdPに引き続いて心室細動（青矢印）が認められた．

表3 植込み型ループレコーダの適応

●クラスI
1. ハイリスク所見はないが，心原性以外の原因が否定的で，デバイスの電池寿命内に再発が予想される原因不明の再発性失神患者の初期段階での評価
2. ハイリスク所見を有するが包括的な評価でも失神原因を特定できず，あるいは特定の治療法を決定できなかった場合

●クラスIIa
1. 頻回に再発あるいは外傷を伴う失神歴がある反射性（神経調節性）失神の疑いを含む患者で，徐脈に対するペースメーカ治療が考慮される場合

「ハイリスク所見」については次ページ，表4参照．
[日本循環器学会ほか：失神の診断・治療ガイドライン（2012年改訂版），p8-9，2012．http://www.j-circ.or.jp/guideline/pdf/JCS2012_inoue_h.pd（最終確認日：2019年6月28日）より許諾を得て転載]

6) 電気生理学的検査

電気生理学的検査（electrophysiological study：EPS）とは，心臓の中に配置した電極カテーテルで心内心電図を記録しながら種々の刺激を加え，不整脈の診断を行う検査である．EPSを行う目的を以下に示す．

a) 失神の原因精査

原因不明の失神に対して，原因追及のために行う．徐脈が原因の場合と頻脈が原因の場合があり，異なる刺激法により評価する．

I 総論 チャートでわかる見落とさないための診断プロセス

表4 失神患者の高リスク基準

1. 重度の器質的心疾患あるいは冠動脈疾患：心不全，左室駆出分画低下，心筋梗塞歴
2. 臨床上あるいは心電図の特徴から不整脈性失神が示唆されるもの
　①労作中あるいは仰臥時の失神
　②失神時の動悸
　③心臓突然死の家族歴
　④非持続性心室頻拍
　⑤二束ブロック（左脚ブロック，右脚ブロック＋左脚前枝 or 左脚後枝ブロック），QRS≧120 msec のその他の心室内伝導異常
　⑥陰性変時性作用薬や身体トレーニングのない不適切な洞徐脈（＜50/ 分），洞房ブロック
　⑦早期興奮症候群
　⑧QT 延長 or 短縮
　⑨Brugada パターン
　⑩不整脈原性右室心筋症を示唆する右前胸部誘導の陰性 T 波，イプシロン波，心室遅延電位
3. その他：重度の貧血，電解質異常等

［日本循環器学会ほか：失神の診断・治療ガイドライン（2012 年改訂版），p8，2012．http://www.j-circ.or.jp/guideline/pdf/JCS2012_inoue_h.pdf（最終確認日：2019 年 6 月 28 日）より許諾を得て転載］

b) 不整脈の誘発，治療

頻脈性不整脈に対するカテーテルアブレーション治療を行う場合に，不整脈の機序の診断，焼灼部位の決定を目的に行う．今日，EPS を行う目的としては最も頻度が高い．

c) 不整脈のリスク評価

心室不整脈症例に対して，心臓突然死のリスク評価を目的として行う．Brugada 症候群において突然死のリスク評価を目的として EPS を行うことがあり，誘発例は植込み型除細動器の適応と判断される．

7) ヘッドアップチルト (head up tilt) 試験

患者を受動立位として，神経調節性失神を誘発し診断する試験である．失神の鑑別を目的として行う．検査の方法は，①静脈ルートを確保し，②心電図，血圧モニタリング下に，③受動的に 60〜80°（70°が一般的）の傾斜角度を維持する．20〜30 分間の立位負荷のみで失神が誘発されない場合には，イソプロテレノールやニトログリセリンなどの薬物負荷を行う．

8) 加算平均心電図 (signal-averaged electrocardiography)

通常の心電図記録では検出できない微小電位を，体表心電図で記録する方法である．加算平均心電図で検出される遅延電位は，心筋梗塞や心筋症などによって障害された領

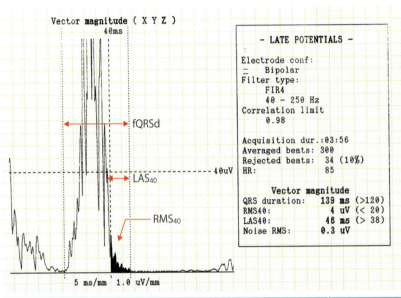

	パラメータ	陽性基準
fQRSd	遅延電位を含む信号処理したQRS波形の幅	<114 msec
RMS40	fQRSdの終末点から40 msecさかのぼった区間の電位の2乗平均の平方根	<20 μV
LAS40	QRS終末部で40 μV以下の電位の持続時間	>38 msec

図8 加算平均心電図の実例
3項目のパラメータのうち2つ以上が陽性の場合，遅延電位陽性とする．

表5 代表的遺伝性不整脈疾患と遺伝子異常

タイプ			原因遺伝子	コードされる蛋白	膜電流
先天性QT延長症候群（LQT）	Romano-Ward症候群	LQT1	*KCNQ1*	カリウムチャネル	Iks
		LQT2	*KCNH2*	カリウムチャネル	Ikr
		LQT3	*SCN5A*	ナトリウムチャネル	INa
	Jervell and Lange-Nielsen症候群（Elna）	JLN1	*KCNQ1*	カリウムチャネル	Iks
		JLN2	*KCEQ1*	カリウムチャネル	Iks
Brugada症候群			*SCN5A*	ナトリウムチャネル	INa
カテコラミン感受性多形性心室頻拍（CPVT）		CPVT1	*RYR2*	リアノジン受容体	
		CPVT2	*CASQ2*	カルセクエストリン	

（文献6の表5，表36を参考に作成）

域の遅延した興奮を反映すると考えられる．心筋梗塞や Brugada 症候群では，遅延電位が陽性の場合（図8），心室不整脈のリスクが高まると報告されている．

9）T wave alternans

T 波の形態が 1 拍ごとに変化することを T wave alternans（TWA）と呼び，異形狭心症や QT 延長症候群などの病態における心室細動の発症前兆と考えられてきた．専用の機器（Cambridge Heart 社製 CH2000）により，μV レベルの微細な TWA を測定することができる．TWA 陽性例では心筋梗塞や拡張型心筋症において心室不整脈の発症リスクが高まることがわかっている．

10）遺伝子検査

遺伝性不整脈疾患の確定診断，重症度診断，同一家系内での保因者の確定診断などを目的に行う．検査を行う前には十分なインフォームドコンセントが必要であり，検査結果については重要な個人情報として機密性を保護する必要がある．表5に，代表的な遺伝性不整脈疾患と遺伝子異常について示す[6]．

C 基本的な治療概略

1）徐脈性不整脈

徐脈を引き起こす薬剤［抗不整脈薬；ジギタリス，Ia 群，Ic 群抗不整脈薬，カルシウム拮抗薬（ベラパミルやジルチアゼムなど），β遮断薬（メトプロロール，ビソプロロール，カルベジロールなど），抗てんかん薬，カルバマゼピンなど］を中止する．

薬物療法として，下記薬剤の静脈内投与・内服を行うことがあるが，効果が限定的な場合も多く，ペースメーカの適応とならない例，同意が得られない例など適応を考慮して使用する．

- アトロピン静注（硫酸アトロピン®：0.02～0.04 mg/kg）
- イソプレテレノール持続静注（プロタノール®：L 0.5～3 μg/分）
- シロスタゾール内服（プレタール®：50～100 mg/分 2）

非薬物療法として，洞不全症候群のペースメーカ植込みの適応を表6に示す[7]．失神，眼前暗黒感，息切れなど症状を伴う洞不全症候群がペースメーカの適応とされている点に注意が必要である．また，房室ブロックに対するペースメーカ植込みの適応も表7に示す[7]．

表6 洞不全症候群に対するペースメーカ適応の推奨とエビデンスレベル

	推奨クラス	エビデンスレベル	Minds推奨グレード	Mindsエビデンス分類
失神，痙攣，眼前暗黒感，めまい，息切れ，易疲労感などの症状あるいは心不全があり，それが一次性の洞結節機能低下に基づく徐脈，洞房ブロック，洞停止あるいは運動時の心拍応答不全によることが確認された場合，それが長期間の必要不可欠な薬剤投与による場合を含む	I	C	A	V
①上記の症状があり，徐脈や心室停止を認めるが，両者の関連が明確でない場合 ②徐脈頻脈症候群で，頻脈に対して必要不可欠な薬剤により徐脈をきたす場合	IIa	C	B	V
症状のない洞房ブロックや洞停止	IIb	C	C2	V

［日本循環器学会/日本不整脈心電学会：不整脈非薬物治療ガイドライン（2018年改訂版），p21，2019．http://www.j-circ.or.jp/guideline/pdf/JCS2018_kurita_nogami.pdf（最終確認日：2019年6月28日）より許諾を得て転載］

表7 房室ブロックに対するペースメーカ適応の推奨とエビデンスレベル

	推奨クラス	エビデンスレベル	Minds推奨グレード	Mindsエビデンス分類
徐脈による明らかな臨床症状を有する第2度，高度または第3度房室ブロック	I	C	B	V
高度または第3度房室ブロックで以下のいずれかをともなう場合 ①必要不可欠な薬剤によるもの ②改善の予測が不可能な術後房室ブロック ③房室接合部のカテーテルアブレーション後 ④進行性の神経筋疾患にともなう房室ブロック ⑤覚醒時に著明な徐脈や長時間の心室停止を示すもの	I	C	B	V
症状のない持続性の第3度房室ブロック	IIa	C	C1	V
症状のない第2度または高度房室ブロックで，以下のいずれかをともなう場合 ①ブロック部位がヒス束内またはヒス束下のもの ②徐脈による進行性の心拡大をともなうもの ③運動または硫酸アトロピン負荷で伝導が不変または悪化するもの	IIa	C	C1	V
徐脈によると思われる症状があり，他に原因のない第1度ブロックで，ブロック部位がヒス束内またはヒス束下のもの	IIa	C	C1	V
至適房室間隔設定により血行動態の改善が期待できる心不全をともなう第1度房室ブロック	IIb	C	C1	V

［日本循環器学会/日本不整脈心電学会：不整脈非薬物治療ガイドライン（2018年改訂版），p20，2019．http://www.j-circ.or.jp/guideline/pdf/JCS2018_kurita_nogami.pdf（最終確認日：2019年6月28日）より許諾を得て転載］

一部の患者では，右室心尖部ペーシングにより心機能低下や心不全発症につながることが報告されており，ペースメーカの設定時には不要な右室ペーシングが入らないように留意する．具体的には，完全房室ブロック以外の疾患でのペーシング・モードをAAI⇔DDDモード（AAIを通常モードとし，自己QRSが出現しない場合にDDDモードへと自動的に切り替わる）を積極的に使用することである．

2) 頻脈性不整脈

薬物治療においては，心機能低下例に対してナトリウムチャネル遮断薬は収縮力を低下させるため使用は控えるべきで，カルシウムチャネル遮断薬も慎重な投与が望ましい．また，活動伝導時間を延長する薬剤（JT時間を延長）を使用する場合には，定期的な心電図波形のチェックを行うとともに，徐脈，低カリウム血症ではQT延長が助長されるため注意が必要である．

非薬物治療としては，カテーテルアブレーションと植込み型除細動器（ICD）が挙げられる．

カテーテルアブレーションを行うためには，EPSに対する十分な知識，設備，人員が必要であり，安易に行うことはできない．一方で，三次元マッピングシステムや焼灼効果の高い機材の開発などの技術革新により，難治性不整脈に対しても治療成績が向上しており，治療適応が拡大している．

カテーテルアブレーションの適応となり得る不整脈疾患を**表8**に示す．

a) 植込み型除細動器（ICD）

頻脈性不整脈による心臓突然死の予防として，ICDの有効性がMADIT (Multicenter Automatic Defibrillator Implantation Trial) などの大規模臨床試験で証明されてい

表8 カテーテルアブレーションの適応となる疾患

1. **上室不整脈**
   - 房室リエントリー性頻拍
   - 房室結節リエントリー性頻拍
   - 心房頻拍
   - 心房粗動
   - 心房細動
2. **房室ブロック作成術**
   - 心房頻拍，心房細動などによる頻拍に対する心拍数コントロールを目的とする
3. **心室不整脈**
   - 心室期外収縮
   - 心室頻拍

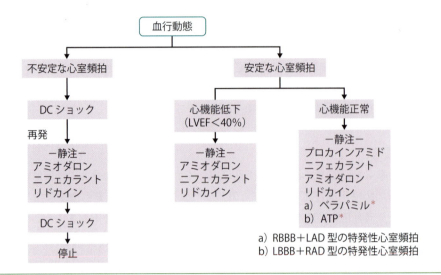

図9 持続性心室頻拍の停止法

＊：保険適用外

LVEF：左室駆出分画，RBBB：右脚ブロック，LAD：左軸偏位，LBBB：左脚ブロック，RAD：右軸偏位

[日本循環器学会ほか：不整脈薬物治療に関するガイドライン（2009年改訂版），p31，2009．http://www.j-circ.or.jp/guideline/pdf/JCS2009_kodama_h.pdf（最終確認日：2019年6月28日）より許諾を得て転載]

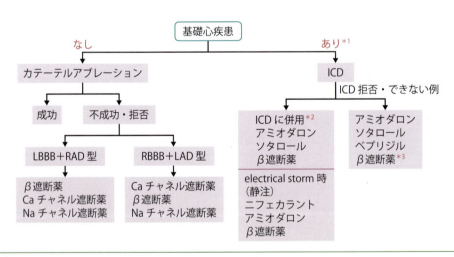

図10 持続性心室頻拍の再発予防

＊1：基礎疾患がある例でもカテーテルアブレーションの有効例がある．＊2：ソタロールまたはアミオダロン＋β遮断薬で作動の減少が図れる．＊3：心不全例で有用．

RBBB：右脚ブロック，LAD：左軸偏位，LBBB：左脚ブロック，RAD：右軸偏位

[日本循環器学会ほか：不整脈薬物治療に関するガイドライン（2009年改訂版），p32，2009．http://www.j-circ.or.jp/guideline/pdf/JCS2009_kodama_h.pdf（最終確認日：2019年6月28日）より許諾を得て転載]

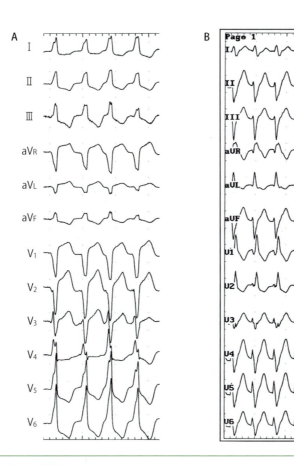

図11 特発性心室頻拍波形
　A：右室流出路起源心室頻拍，B：ベラパミル感受性心室頻拍（左脚後枝起源）

る．心室細動や心室頻拍が臨床的に確認されている場合の適応を**二次予防**，心室細動や心室頻拍が確認されておらず，低心機能や心電図所見など患者背景から突然死の高リスクと判断される場合の適応を**一次予防**と呼び，区別している．

　二次予防の場合，致死性頻脈性不整脈が確認されていても，**可逆的な原因である場合や患者の生命予後が1年未満である場合は適応とならない**点に注意が必要である．

　ICDの適応は，虚血性心疾患や拡張型心筋症などによる低心機能患者，肥大型心筋症，Brugada症候群などイオンチャネル病により異なる．日本循環器学会のガイドラインを参照されたい[8]．

　左室収縮能の低下［左室駆出分画（LVEF）≦35％］，左脚ブロックなどQRS幅の延長を伴う慢性不全患者においては，両心室ペーシング機能付き植込み型除細動器（cardiac resynchronization therapy defibrillator：CRT-D）が選択されることが多い．また，2016年からリードを皮下に植え込む皮下植込み型ICD（sub-cutaneous ICD：S-ICD）の使用も可能となった[9]．

3）致死性頻脈性不整脈

a）心室頻拍

①器質的心疾患を伴う心室頻拍

基礎心疾患として，陳旧性心筋梗塞，拡張型心筋症，肥大型心筋症，不整脈原性右室心筋症が多い．頻度は低いが，弁膜症，心臓サルコイドーシスを背景とすることもある．心室頻拍の機序の多くは，心筋障害によって生じた瘢痕組織の周囲での伝導遅延によるリエントリーである．図9, 10に心室頻拍の停止，再発予防法のフローチャートを示す[10]．

②特発性心室頻拍

頻拍停止時の心機能は正常で，基礎心疾患がない患者にみられる．下記の2つが知られている．カテーテルアブレーションで根治可能である．

ⅰ）流出路起源心室頻拍：右室あるいは左室流出路の心筋からの自動能亢進，撃発活動

表9 心室細動の原因となる疾患，病態

1. **器質的心疾患**
   - 虚血性心疾患（急性心筋梗塞，冠攣縮性狭心症，虚血性心筋症）
   - 特発性心筋症（拡張型心筋症，肥大型心筋症，不整脈原性右室心筋症）
   - 二次性心筋症（サルコイドーシス，アミロイドーシス，高血圧性心疾患，筋ジストロフィーなど）
   - 心臓弁膜症
   - 先天性心疾患
   - 急性心筋炎
2. **非器質性心疾患**
   - 遺伝性不整脈疾患（Brugada症候群，早期再分極症候群，QT延長症候群，QT短縮症候群，カテコラミン感受性多形性心室頻拍）
   - 特発性心室細動
   - 偽性心室頻拍
3. **機能的異常**
   - 電解質異常（低カリウム血症，低マグネシウム血症）
   - 薬物過多（ジギタリス，抗不整脈薬，抗うつ薬など）
   - 中枢神経障害，自律神経障害
4. **その他**
   - 感電，低体温など

（triggered activity）を機序とする．左脚ブロック，下方軸の心電図波形を示す（**図 11A**；右室流出路起源心室頻拍）．

ⅱ）**ベラパミル感受性心室頻拍**：左室内でのリエントリーを機序とする．右脚ブロック，左軸偏位を示す左脚後枝起源が多い（**図 11B**）．ベラパミルで停止可能なことが多い．

b）心室細動

表 9 に心室細動の原因となり得る疾患，病態をまとめる．

c）遺伝性不整脈疾患：QT 短縮症候群

Brugada 症候群，早期再分極症候群，特発性心室細動，QT 延長症候群，カテコラミン感受性多形性心室頻拍については，Ⅱ-A-1「突発性心室細動」を参照されたい．

QT 短縮症候群（short QT syndrome：SQT）は，心電図にて QT 時間の著明な短縮を認め，心室細動による突然死を生じる疾患である．突然死の家族歴を有することが多いが，孤発例も報告される．心房細動を高率に合併することもわかっている．原因としては，活動電位波形を形成するイオンチャネルの変異による疾患（チャネロパチー）であることがわかっている．カリウムチャネル [*KCNH2*（SQT1），*KCNQ1*（SQT2），*KCNJ2*（SQT3）] の gain of function が最も多く，10〜20％の患者に確認されるが，カルシウムイオンの loss of function も報告されている[11]．

治療方針としては，QT 時間の短縮があり，心停止や持続性心室不整脈が確認される例には，ICD 植込みが推奨される．ICD 植込み後の再発例に対して，キニジンの投与による QT 時間の延長，ICD 作動回数の減少が報告されている．キニジンによる突然死の予防効果については，現時点ではエビデンスに乏しい[12]．

無症候例であっても，著明な QT 短縮（QTc≦320 msec）を認める場合には，経過観察が考慮される．

◇文献

1) American Heart Association: Part 7: Adult Advanced Cardiovascular Life Support. Web-Based Integrated Guidelines. https://eccguidelines.heart.org/index.php/circulation/cpr-ecc-guidelines-2/part-7-adult-advanced-cardiovascular-life-support/（最終確認日：2019 年 6 月 28 日）

2) 池田隆徳ほか（編）：不整脈概論：専門医になるためのエッセンシャルブック，メジカルビュー社，東京，p79，2013

3) Rosenbaum MB: The hemiblocks: diagnostic criteria and clinical significance. Mod Concepts Cardiovasc Dis **39**: 141-146, 1970

4) 井上　博ほか（編）：EPS—臨床心臓電気生理検査，第 2 版，医学書院，東京，2007

5) 日本循環器学会ほか：失神の診断・治療ガイドライン（2012 年改訂版），2012．http://www.j-circ.or.jp/guideline/pdf/JCS2012_inoue_h.pdf（最終確認日：2019 年 6 月 28 日）

6) 日本循環器学会ほか：遺伝性不整脈の診療に関するガイドライン（2017 年改訂版），2018．http://www.j-circ.or.jp/guideline/pdf/JCS2017_aonuma_h.pdf（最終確認日：2019 年 6 月 28 日；左記 URL では「2018 年 5 月 10 日更新」版として公開されている）

7）日本循環器学会/日本不整脈心電学会：不整脈非薬物治療ガイドライン（2018 年改訂版），2019．http:// www.j-circ.or.jp/guideline/pdf/JCS2018_kurita_nogami.pdf（最終確認日：2019 年 6 月 28 日）

8）日本循環器学会ほか：心臓突然死の予知と予防法のガイドライン（2010 年改訂版），2010．http://www. j-circ.or.jp/guideline/pdf/JCS2010aizawa.h.pdf（最終確認日：2019 年 6 月 28 日）

9）Bardy GH et al: An entirely subcutaneous implantable cardioverter-defibrillator. N Engl J Med **363**: 36-44, 2010

10）日本循環器学会ほか：不整脈薬物治療に関するガイドライン（2009 年改訂版），2009．http://www.j-circ. or.jp/guideline/pdf/JCS2009_kodama_h.pdf（最終確認日：2019 年 6 月 28 日）

11）Priori SG et al: HRS/EHRA/APHRS expert consensus statement on the diagnosis and management of patients with inherited primary arrhythmia syndromes: document endorsed by HRS, EHRA, and APHRS in May 2013 and by ACCF, AHA, PACES, and AEPC in June 2013. Heart Rhythm **10**: 1932-1963, 2013

12）Al-Khatib SM et al: 2017 AHA/ACC/HRS guideline for management of patients with ventricular arrhythmias and the prevention of sudden cardiac death: A Report of the American College of Cardiology/American Heart Association Task Force on Clinical Practice Guidelines and the Heart Rhythm Society. Heart Rhythm **15**: e73-e189, 2018

2

原因不明の心肥大・収縮障害を認めたら

a まず，行うべき対応は何か？

　原因不明の心肥大・収縮障害をみたとき，まず心不全の合併があるかどうか，すなわち米国心臓病学会（ACC）/米国心臓協会（AHA）ガイドラインにおけるステージ B（器質的心疾患ステージ）かステージ C（心不全ステージ）かを判断する（図1）．これは自覚症状および身体所見および胸部 X 線像から Framingham 基準に基づいて診断し，血漿ナトリウム利尿ペプチド（BNP ないし NT-proBNP）値を含む採血検査，心電図・心エコー検査を含む各種画像検査によって診断の妥当性を検討する．なお，心不全症状の1つである労作時息切れは必ずしも問診だけでは明らかにできず，心肺運動負荷検査による最大酸素摂取量の測定によって客観的に運動耐容能を評価することが有用である．

　ステージ C であった場合，基本的には入院加療とし，心エコー検査による左室駆出分画（LVEF）に応じて，① LVEF の保たれた心不全（HFpEF）と② LVEF の低下した心不全（HFrEF）に区別し，それぞれの心不全分類で推奨される標準的薬物治療を開始する．一方，心不全の合併のないステージ B の場合，精査のための時間的猶予が残されているが，状況に応じて外来あるいは入院下で器質的心疾患の原因検索を進める．

b どう診断していくか？

　臨床的に心肥大・収縮障害をきたす疾患は多数存在するが，**原因不明のいわゆる特発性肥大型心筋症（hypertrophic cardiomyopathy：HCM），拡張型心筋症（dilated cardiomyopathy：DCM）と，基礎疾患ないし全身性の異常を背景に HCM/DCM に類似した病態を示す二次性心筋症（特定心筋症）に大別される**．二次性心筋症では，その原因によっては特異的な治療法が奏効する可能性があるため，**原因不明の心肥大・収縮障害をみたときにはまず二次性心筋症を鑑別することが肝要**である．

　HCM は形態的には心内腔の拡大を伴わない心肥大であり，左室または右室の非対称性の肥大（asymmetric septal hypertrophy：ASH）を特徴とするが，ASH は本症以

外にも高度の右室負荷心，高血圧性心肥大，大動脈弁狭窄症などでも認められ，またHCMにおいても対称性壁肥厚もまれではないため[1])，肥大様式だけでは基礎心疾患の鑑別は困難である．

　DCMは左室拡大と左室の収縮能障害を特徴とし，びまん性の収縮障害を引き起こし得る異常な負荷状況（高血圧，弁膜症），および冠動脈疾患の合併がない症候群と定義される．また，基礎疾患ないし全身性の異常に続発し類似した病態を示す二次性心筋症を除外する必要がある．一方，拡張相へ移行したHCMや不整脈原性右室心筋症は診断時の形態からはDCMと鑑別することがしばしば困難であり，長期的な形態変化に関する情報が必要となる．以下にHCMとDCMに類似する二次性心筋症の鑑別方法をそれぞれ分けて記載する．

1) 肥大型心筋症に類似した病態を示す二次性心筋症

　HCM類似の表現型を呈する二次性心筋症の頻度は，HCMが疑われる患者全体の5〜

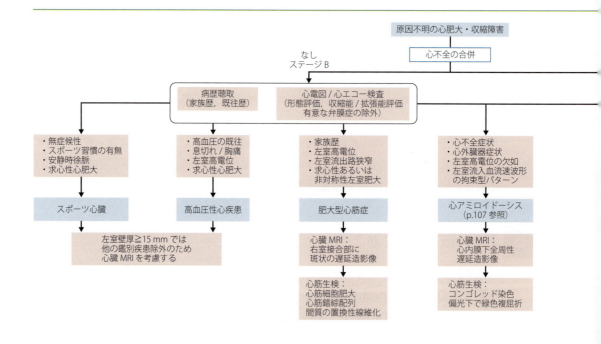

図1　原因不明の心肥大・収縮障害の鑑別疾患と診断フローチャート

　LVEF：左室駆出分画，HFrEF：heart failure with reduced ejection fraction（LVEFの低下した心不全），HFmrEF：heart failure with mid-range ejection fraction（LVEFが軽度低下した心不全），HFpEF：heart failure with preserved ejection fraction（LVEFの保たれた心不全），ACE：アンジオテンシン変換酵素阻害薬，ARB：アンジオテンシンⅡ受容体拮抗薬，ICD：植込み型除細動器，CRT：心臓再同期療法

10%と報告されている．鑑別疾患には糖原病（Pompe病，Danon病）やFabry病などの代謝疾患，巨人症，褐色細胞腫などの内分泌疾患，Friedreich失調症などの神経筋疾患，Ras/MAPKシグナルの関連蛋白異常が含まれるほか，ミトコンドリア病，心アミロイドーシス，心筋炎，スポーツ心臓，さらにはステロイド製剤などの薬剤性も原因となり得る．

2） 肥大型心筋症に類似した病態の鑑別方法

原因不明の心肥大をみたときに鑑別すべき疾患と診断フローチャート[2]を図1に示す．

a） 問診・診察

診断にはまず詳細な問診が何よりも重要であり，胸痛や労作時息切れなどの自覚症状

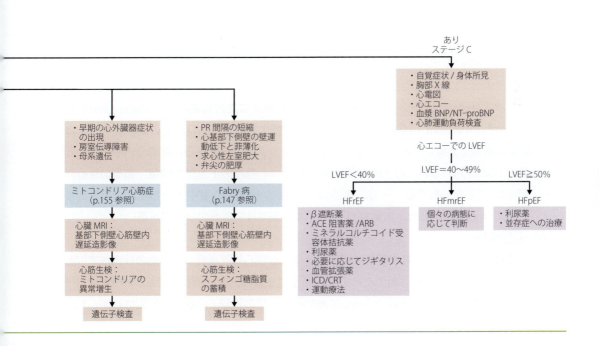

（文献2より改変）

だけでなく，発症年齢，家族歴，高血圧，糖尿病などの生活習慣病の既往歴，さらには
スポーツ習慣の有無を漏れなく聴取する．もし，これらに何らかの異常が示唆されたと
きには，眼病変，皮膚病変，腎障害を含む他臓器疾患の合併の有無をよく検索し，他科
へのコンサルテーションも積極的に行う．共通する身体所見は左室のコンプライアンス
低下と代償性の左房収縮の亢進によって生じるⅣ音の聴取と二峰性心尖拍動の触知であ
り，左側臥位でより明瞭となる．

b）心電図

心電図では高頻度に左室高電位所見とストレインパターンによるST下降を認めるが，
HCM類似疾患でも認められ非特異的である．一方，1 mVを超す巨大陰性T波は心尖
部肥大型のHCMに認められる．

c）心エコー

心エコー検査では，前述のように左室壁のいずれかの場所で15 mm以上（家族歴の
ある患者では13 mm以上）の圧負荷などで説明のつかない非対称性の左室壁肥厚が認
められる．肥大の部位は心室中隔のみならず，左室後壁や前壁，側壁，さらに右室に局
在することがある．有意な弁膜症による左室肥大を除外する．血行動態は一般的に拡張
障害パターンを示す．

d）心臓MRI

心臓MRI（cardiac magnetic resonance：CMR）はその高い空間分解能と時間分
解能によって，安定した肥大の形態や機能の評価，左室心筋重量の測定や左室流出路の
解剖学的評価が可能である．**ガドリニウム造影MRIにおける遅延造影（late gadolini-
um enhancement：LGE）の多くは心筋の線維化を示しており，その造影パターンは
鑑別に有用である**．たとえば，心アミロイドーシスでは基部から中部の心内膜下に全周
性のLGEが認められ，心Fabry病の典型例では心基部の下側壁の中層，あるいは心外
膜下にLGEが分布する．一方，HCMの約7割前後では心室中隔と右室自由壁との接
合部にLGEが認められ，広範なLGEを示す症例では突然死のリスクが高い[3]．

e）心筋生検

これらの臨床評価や非侵襲的検査によって二次性心筋症が疑われ，他の検査法で診断
できない場合は，確定診断のための心内膜生検を積極的に行う．ただし，HCMにおけ
る病理組織学的所見の特徴である心筋細胞肥大，核の異型，心筋錯綜配列は必ずしも認
められるとは限らず，正常心でも心筋錯綜配列を示す部分があることから，あくまで二
次性心筋症（特に蓄積疾患）との鑑別に用いる．蓄積疾患の1つである心アミロイドー
シスでは，HE染色で無構造な好酸性を示す．さらにコンゴレッドまたはDFS（ダイレ
クトファーストスカーレット）染色では橙色，偏光下ではアップルグリーン色を示すア
ミロイド物質の沈着が認められる．また，心Fabry病の組織所見では心筋のHE（ヘマ

トキシリン・エオジン）染色では空胞化がみられ，スフィンゴ糖脂質であるグロボトリアオシルセラミドが免疫染色で陽性となり，電子顕微鏡では渦巻状のセラミドの沈着が観察される．糖原病では心臓にグリコーゲンが沈着するため，心生検標本では心筋細胞の空胞変性が認められ，この部分は PAS（過ヨウ素酸シッフ）染色陽性である．電子顕微鏡ではライソゾーム内にグリコーゲン顆粒が観察される．

f) 遺伝子検査

　これらの画像・組織検査に加えて，血液検体を用いた遺伝子検査が診断確定に有用な場合がある．ミトコンドリア病におけるミトコンドリア DNA 遺伝子変異，Fabry 病におけるα-galactosidase A 蛋白をコードする遺伝子変異，糖原病である Pompe 病（常染色体劣性遺伝形式，α1, 4-glucosidase 欠損）や Danon 病（X 連鎖性遺伝形式，ライソゾーム膜蛋白欠損）の遺伝子変異は診断確定に重要である．また HCM では，明らかな家族歴を有する患者の約半数，家族歴がないか不明な患者の約 15％で，サルコメア構成要素などをコードする遺伝子のいずれかに変異が検出される[4]．

3) 拡張型心筋症に類似した病態を示す二次性心筋症

　DCM は，まずその定義から高血圧性心疾患，虚血性心疾患，有意な弁膜症，先天奇形を除外する必要がある．DCM 様の心筋障害をきたす二次性心筋症としては，心臓サルコイドーシスや心筋炎などの炎症性疾患，筋ジストロフィーなどの神経筋疾患，周産期心筋症，たこつぼ心筋症，左室心筋緻密化障害，ミトコンドリア心筋症，内分泌疾患や膠原病に続発する心筋障害，アントラサイクリン系を含む抗がん剤による薬剤性心筋症，アルコール性心筋症，さらに心アミロイドーシス，心 Fabry 病では病期の進行とともに HCM 様から DCM 様の形態を呈する．

4) 拡張型心筋症に類似した病態の鑑別方法

　原因不明の収縮障害をみたときに，拡張型心筋症と鑑別すべき主な二次性心筋症[11]を表 1 に示す．

a) 問診・診察

　心肥大と同様に診断には詳細な問診が重要である．DCM に特異的な自覚症状はなく，無症候で経過することもある．心不全や不整脈の合併の有無に注意が必要で，無症候性の場合には客観的な運動耐容能の評価は診断の一助になる[5]．本症の成因には心筋炎後心筋症が関与することが知られているため[6]，先行する上気道炎症状の有無を聴取する．また，高血圧性心疾患や糖尿病性心筋症の除外のため，生活習慣病の既往歴，内分泌疾患の既往，アルコール性心筋症を想定した飲酒歴の聴取，骨格筋症状の有無，妊婦に発症した心筋障害の場合は妊娠高血圧症，多胎妊娠，子宮収縮抑制薬使用の有無を

表1 拡張型心筋症と鑑別すべき主な二次性心筋症

心筋の異常による心筋症		
虚血性心疾患		心筋梗塞，スタニング，ハイバネーション，微小循環障害
ストレスなど		たこつぼ心筋症
妊娠		周産期心筋症
自己免疫疾患		関節リウマチ，多発性筋炎，SLE，混合性結合組織病など
心毒性物質	習慣性物質	アルコール
	重金属	銅，鉄，鉛，コバルト，水銀
	薬剤	抗癌剤，NSAIDs，麻酔薬，抗ウイルス薬など
炎症	感染性	ウイルス性，非ウイルス性心筋炎
	非感染性	サルコイドーシス
浸潤性疾患		アミロイドーシス，ヘモクロマトーシス
内分泌疾患		甲状腺機能亢進症，クッシング病，褐色細胞腫，副腎不全，成長ホルモン分泌異常など
代謝疾患		糖尿病，肥満
先天性酵素異常	ライソゾーム病	ファブリー病
	糖原病	ポンペ病
	ムコ多糖症	ハーラー症候群，ハンター症候群
神経筋疾患，全身症候性		筋ジストロフィー，ラミノパチー，ミトコンドリア病など
機械的負荷（圧負荷・容量負荷）による心筋症		
高血圧		高血圧性心疾患
心臓の構造異常	先天性	先天性弁膜症，心房中隔欠損症，その他の先天的心疾患
	後天性	弁膜症
心内膜の異常		好酸球増多心内膜炎（レフレル症候群），心内膜弾性線維症
高心拍出によるもの		重症貧血，甲状腺機能亢進症，骨パジェット病，動静脈瘻，脚気心
不整脈による心筋症		
	徐脈性	洞心不全症候群，房室ブロックなど
	頻脈性	心房細動，心房頻拍など

［日本循環器学会/日本心不全学会：心筋症診療ガイドライン（2018年改訂版），p61．http://www.j-circ.or.jp/guideline/pdf/JCS2018_tsutsui_kitaoka.pdf（最終確認日：2019年6月28日；左記URLでは「2019年4月10日更新」版として公開されている］

聴取する．また，抗がん剤など薬剤性心筋症をきたし得る薬剤使用の有無も漏れなく聴取する．**DCMの約20〜30％は家族性であるため**[7]**，家族歴の聴取は必須である**．身体所見はDCMに特異的なものはなく，心不全（HFrEF）によるものが主体である．心拡大による心尖拍動の左側外方への移動，胸部聴診上Ⅲ音（奔馬調律），左室拡大と弁輪拡大に伴う機能性僧帽弁閉鎖不全症による逆流性収縮期雑音の聴取，肺野では肺うっ血に伴うラ音の聴取，右心不全徴候である頸静脈怒張，肝腫大，下腿浮腫の有無を確認する．

b) 心電図

　心電図も DCM に特異的な変化ではないが，左室の線維化，左室拡大が進行するとともに，左室高電位に加えて R 波の減高（V_{1-3} 誘導の poor R progression），QRS 幅の延長，刺激伝導系の障害（脚枝ブロック，脚ブロック），ST-T 変化などが出現する.

c) 心エコー

　心エコー検査では著しい心室内腔の拡大と高度の収縮不全が認められ，機能性僧帽弁逆流の重症度評価，心腔内血栓の有無，左室収縮非同期の有無を評価することは重要であるが，心エコー図単独による DCM と DCM 様の病態を呈する二次性心筋症の鑑別は困難であり，他の診断ツールと組み合わせる必要がある.

d) 心臓 MRI

　CMR では，虚血性心筋症と非虚血性心筋症との鑑別，DCM と二次性心筋症との鑑別において，LGE の分布様式や形態評価が有用となる[8]．虚血性心筋症では冠動脈支配領域に一致して心内膜下から進展する遅延造影を呈するが，DCM では多彩な遅延造影パターンを呈するものの，特徴的とされるのは左室壁の中層に細く線状に縦走する LGE である．筋ジストロフィーによる二次性心筋症の LGE は心基部の下側壁に分布し，主に心外膜側または心室中層に認められる.

　CMR で評価した LGE の存在や広がりは，不整脈イベントや予後予測因子となることが報告されている[9].

e) 心筋生検

　以上のような非侵襲的画像検査において二次性心筋症が否定できない場合，心筋生検を行うが，DCM に特異的な組織病理所見はなく，心筋生検所見のみで DCM の確定診断をすることはできない.

f) 遺伝子検査

　家族性 DCM では種々の原因遺伝子が明らかにされており，ラミン A/C（*LMNA*），タイチン（*TTN*），ジストロフィン（*DMD*），βミオシン重鎖（*MYH7*），心筋ナトリウムチャネル（*SCN5 A*）などが同定されている．しかしながら，原因遺伝子が単一ではなく，必ずしも DCM の発症と関連しない症例が経験されることから，確定診断に用いるには今後の検討が必要である．特に核膜構成蛋白であるラミン A/C の遺伝子変異を有する症例では，DCM に房室ブロックを合併することが多く，予後不良因子であることが報告されている[10].

C 基本的な治療概略

1) 代表的な心肥大を呈する疾患

　　心肥大を呈するアミロイドーシス，心 Fabry 病，ミトコンドリア心筋症はⅡ章の各疾患項目を参照いただきたい．本項では心肥大を呈する代表的疾患の治療戦略について概説する．

a) 高血圧性心疾患

　　高血圧性心疾患による心肥大では目標血圧までの厳格な降圧治療により心肥大・心筋線維化を軽減し，拡張機能障害を改善することが期待される．その目的でレニン・アンジオテンシン系 (renin-angiotensin system：RAS) 抑制薬であるアンジオテンシン変換酵素 (ACE) 阻害薬やアンジオテンシンⅡ受容体拮抗薬 (ARB) が第一選択として使用され，血圧コントロール不十分な場合には長時間作用型カルシウム拮抗薬併用による降圧も検討される．これらの薬剤は高血圧による心肥大を有効に抑制することがメタ解析や大規模臨床試験で示されている．

b) 大動脈弁狭窄症

　　基本的に有効な薬物療法が存在せず，有症候性の高度大動脈弁狭窄症に対しては外科的な大動脈弁置換術が施行される．近年では高齢者において経皮的大動脈弁置換術が選択されることが増えてきている．

c) 肥大型心筋症

　　安静時あるいは運動などの生理的な誘発で 30 mmHg 以上の左室流出路圧較差を認める閉塞性 HCM と，圧較差を認めない非閉塞性 HCM によって，治療戦略が異なる．閉塞性 HCM の場合，左室内圧較差を軽減する効果を期待して陰性変力・変時作用を有する β 遮断薬が第一選択となり，低用量から開始し，症状の軽減，血圧，心拍数をモニタリングしながら，可能なかぎり最大投与量まで増量させる．カルシウム拮抗薬 (主にベラパミル) は，β 遮断薬が副作用などで投与できない症例に投与する．さらに，強い陰性変力作用と左室内圧較差軽減効果を有するⅠa 群抗不整脈薬 (ジソピラミド，シベンゾリン) を追加することもある．

　　これらの薬物治療で十分な症状改善と左室内圧較差の軽減が得られない場合は，外科的中隔心筋切除術や経皮的中隔心筋焼灼術 (percutaneous transluminal septal myocardial ablation：PTSMA)，ペースメーカ植込み術等の侵襲的治療が選択される．

2) 代表的な収縮不全を呈する疾患

　　左室拡大と左室収縮不全を呈する不整脈原性右室心筋症，左室心筋緻密化障害，周産

期心筋症，心臓サルコイドーシス，筋ジストロフィー，アルコール性心筋症，薬剤性心筋症については，Ⅱ章の各疾患項目を参照されたい．ここではその他の左室収縮不全を呈する代表的疾患について治療戦略を概説する．

a) 虚血性心筋症

左冠動脈前下行枝近位部の閉塞や多枝病変の閉塞によって広範な心筋梗塞が生じると，心筋リモデリングによって梗塞部のみならず非梗塞部までもが菲薄化し，DCMと類似した高度の左室拡大・収縮不全を引き起こす．すでに心筋リモデリングが高度に進行していても，一部は慢性低灌流による冬眠心筋によって心筋バイアビリティーが残存している症例があるため，まず可能なかぎり冠動脈インターベンションや冠動脈バイパス術による血行再建術の可能性を考慮する．また，薬物治療は心筋リモデリング予防と予後改善効果を期待して，β遮断薬やACE阻害薬をはじめとする心不全（HFrEF）に対する標準的薬物治療を導入する．

b) 拡張型心筋症

DCMの治療は他の基礎心疾患によるHFrEFと同様に進められる．HFrEFでは，慢性期に交感神経系やRASの賦活化によって心筋リモデリングが生じ，死亡や心不全の悪化などのイベントにつながる．このような神経体液性因子の悪循環を阻害するRAS阻害薬（ACE阻害薬，ARB），β遮断薬，ミネラルコルチコイド受容体拮抗薬は生命予後改善効果を期待して投与される．また，予後改善効果は確立されていないが，急性期のうっ血解除，慢性期の体液貯留を防ぐ目的で利尿薬が用いられる．DCMの運動耐容能改善を目的に上記薬物治療に加えて心臓リハビリテーションの一環である運動療法が行われる．また，予後改善効果は否定されたが，ジギタリスや経口強心薬では生活の質の改善を期待して投与することがある．上記の最大限の薬物治療にもかかわらずNYHAクラスⅢ以上の心不全症状を有し，LVEF 35％以下で左脚ブロック型伝導障害のようなQRS幅の広い（＞120 msec）症例では，左室心室内同期不全が生じており，心臓再同期療法（cardiac resynchronization therapy：CRT）がよい適応である．また，高度左室機能低下例（LVEF＜35％），持続性心室頻拍合併例では突然死リスクの回避による予後改善のため，ICD機能を付加したCRT-Dが推奨される．これらのガイドラインで推奨される標準薬物・非薬物治療を十分施行しているにもかかわらず重度の心不全が残存する65歳未満の症例では，心臓移植の適応を検討すべきである．心臓移植適応患者には移植までの橋渡しとしての植込み型補助人工心臓（ventricular assist device：VAD）治療が行われる．わが国における植込み型VADの生命予後はJ-MACSによると1年生存率93.6％，2年生存率89.8％であり，体外設置型VADよりも格段に良好である．

◇文献

1) Shapiro LM, McKenna WJ : Distribution of left ventricular hypertrophy in hypertrophic cardiomyopathy : a two-dimensional echocardiographic study. J Am Coll Cardiol **2** : 437-444, 1983
2) Yilmaz A, Sechtem U : Diagnostic approach and differential diagnosis in patients with hypertrophied left ventricles. Heart **100** : 662-671, 2014
3) Chan RH et al : Prognostic value of quantitative contrast-enhanced cardiovascular magnetic resonance for the evaluation of sudden death risk in patients with hypertrophic cardiomyopathy. Circulation **130** : 484-495, 2014
4) Bos JM et al : Diagnostic, prognostic, and therapeutic implications of genetic testing for hypertrophic cardiomyopathy. J Am Coll Cardiol **54** : 201-211, 2009
5) Hirabayashi K et al : Intramyocellular lipid is increased in the skeletal muscle of patients with dilated cardiomyopathy with lowered exercise capacity. Int J Cardiol **176** : 1110-1112, 2014
6) Nakayama T et al : Clinical impact of the presence of macrophages in endomyocardial biopsies of patients with dilated cardiomyopathy. Eur J Heart Fail **19** : 490-498, 2017
7) Herman DS et al : Truncations of titin causing dilated cardiomyopathy. N Engl J Med **366** : 619-628, 2012
8) McCrohon JA et al : Differentiation of heart failure related to dilated cardiomyopathy and coronary artery disease using gadolinium-enhanced cardiovascular magnetic resonance. Circulation **108** : 54-59, 2003
9) Assomull RG et al. Cardiovascular magnetic resonance, fibrosis, and prognosis in dilated cardiomyopathy. J Am Coll Cardiol **48** : 1977-1985, 2006
10) Tobita T et al : Genetic basis of cardiomyopathy and the genotypes involved in prognosis and left ventricular reverse remodeling. Sci Rep **8** : 1998, 2018
11) 日本循環器学会/日本心不全学会：心筋症診療ガイドライン(2018 年改訂版)，2019．http://www.j-circ. or.jp/guideline/pdf/JCS2018_tsutsui_kitaoka.pdf(最終確認日：2019 年 6 月 28 日；左記 URL では「2019 年 4 月 10 日更新」版として公開されている)

3 原因不明の右心不全を認めたら

a まず，行うべき対応は何か？

　右心不全は，体液貯留と低心拍出に伴う臓器低灌流を主徴とする病態であり，患者は前者の徴候である浮腫や腹部膨満を主訴に受診することが多い．これらを認めた場合，まず浮腫の原因となり得る中心静脈圧上昇所見の有無とともに低心拍出所見[1]について評価し，**重篤な臓器低灌流の有無を確認することが大切である**（図1）．外来に心エコー装置が配置されている場合には，診察と同時にベッドサイドで心エコー検査を行うこと

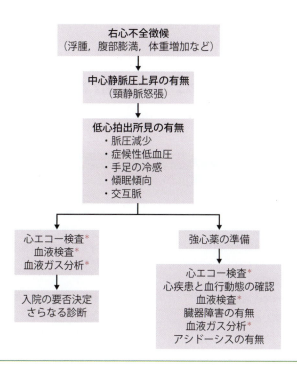

図1 右心不全徴候を呈する症例の初期診療フローチャート
　＊：実際には診察と同時に行われることが多い．

で，血行動態の評価と心不全の原因となり得る心疾患の鑑別を行うことができる.

これらの一連の過程で低心拍出状態であると診断された場合には，強心薬投与の準備を行い，治療を開始しながらさらに診断を進めていく. 低心拍出所見がなく，安定していると判断される場合には，浮腫や体液貯留の原因を検索し，体液貯留の程度によって入院の適応を判断し，病態に応じた対応をとる. これらの具体的な診断手順は後述する通りであるが，**右心不全に合併する重篤な臓器障害の有無を早急に診断し，臓器障害を認めた場合には，いち早く臓器うっ血と低灌流の解除を目指した治療を開始する**のが大切である.

b どう診断していくか？

表1に右心不全の原因となる代表的な循環器疾患を列記する. 右心機能障害が右心不全に直結するのはもちろんであるが，**左心系疾患であっても，神経体液性因子を介した水分貯留や後毛細管性肺高血圧による右室機能障害が起これば浮腫をきたし得ること**に注意が必要である.

以下に，右心不全診断のプロセスを，問診，診察，検査に分けて具体的に記載する. これらは病態の重症度診断と，病因診断を目的として行われる（図2）.

1）問診

問診は，自覚症状に関するものと，既往歴に関するものに大別される.

表1 右心不全をきたす循環器疾患

	循環器疾患	備考
1. 右心系の異常	●不整脈原性右室心筋症（p.79 参照）	
	●三尖弁閉鎖不全症	一次性，二次性ともEbstein 病を含む
	●三尖弁狭窄症	リウマチ性，心臓腫瘍，膠原病などに伴う
	●Fallot 四徴症の術後	残存する肺動脈弁閉鎖不全や三尖弁閉鎖不全が関与
	●右室梗塞	
2. 肺循環の異常	●すべての肺高血圧症	圧負荷による右室心筋障害を介する
3. 左心系の異常	●左室心筋疾患	肺高血圧を介する
	●左心系弁膜疾患	肺高血圧を介する
4. その他	●収縮性心膜炎	
	●心房中隔欠損症	
	●永続性心房細動	三尖弁閉鎖不全の合併

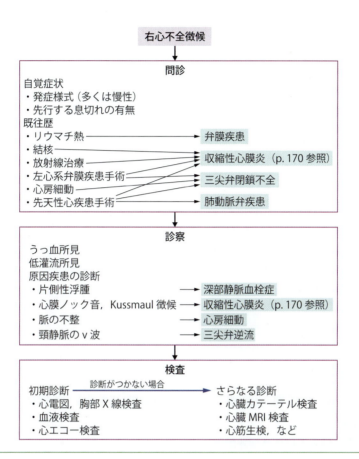

図2 右心不全の診断フローチャート

　症状の出現時期により発症様式を急性と慢性に分類するが，右心不全の場合は通常，慢性的に進行する．先行する息切れの有無を確認し，これが認められる場合には左心不全や肺高血圧症の併存を疑う．
　また，左心系弁膜疾患の原因となるリウマチ熱の既往，収縮性心膜炎の原因となる結核や放射線治療，心臓手術の既往，先天性心疾患や左心系弁膜疾患の手術歴を聴取し，表1に示した原因疾患の可能性について検討する．

2）診察

　右心不全の診察は，頸静脈怒張の有無，肝腫大の有無，腹水貯留，下腿浮腫の性状について観察する．半座位45°で内頸静脈拍動を観察し，頸静脈拍動の上端が胸骨角から4 cm以下の高さであれば，中心静脈圧の上昇はないと判断され，反対に座位で明ら

かな怒張が認められれば中心静脈圧上昇が示唆される．肝腫大は浮腫が明らかになる前から存在することが多く，急速に進行する場合には肝被膜の伸展に伴う疼痛を伴う．これに対して腹水は，静脈うっ血が長期間にわたって存在する場合にみられることが多い．低心拍出状態では脈圧が低下し，**脈圧が収縮期血圧の 25%を下回った場合には心拍出量の低下**が示唆される．さらに，低心拍出状態では血圧と主要臓器灌流の維持のために皮膚への灌流は減少し，四肢末梢にチアノーゼや冷感が認められる．

　次に，原因疾患に特徴的な所見を検索し，診断を進める．心不全などの全身疾患に伴う下腿浮腫は一般に両側性であり，片側性や左右差のある浮腫は深部静脈血栓症の合併を疑う．吸気に伴う頸静脈怒張（Kussmaul 徴候）や心膜ノック音の聴取は収縮性心膜炎を疑うきっかけとなる．心雑音が聴取されれば弁膜疾患が疑われる．また，心房細動の長期持続により高度三尖弁逆流をきたす症例があり，これにより右心不全を発症することがある．高度の三尖弁逆流は頸静脈拍動に大きな収縮期陽性波（v 波）が認められ，三尖弁領域に吸気時に増大する（Rivero-Carvallo 徴候），収縮期逆流性雑音が聴取される．

3）検査

a）心電図

　　心房細動調律の有無，心筋疾患を示唆する QRS 波形の変化を観察する．

b）血液検査

　　うっ血や低灌流に伴う臓器障害やナトリウム利尿ペプチドのほか，肝予備能低下，低アルブミン血症，腎機能障害など，**体液貯留の原因となる心外疾患についても評価**する．

c）心エコー

　　右心不全における心疾患の初期診断において，最も重要な画像診断は心エコー検査である．画一的な検査手順はないが，下大静脈拡張の有無，右室のサイズと収縮機能，三尖弁逆流の程度と原因，肺動脈弁逆流の程度，肺高血圧症の有無，左室拡張障害の有無，左室収縮障害の有無，左心系弁膜疾患，最後に収縮性心膜炎の陽性所見（II-E-2「収縮性心膜炎」参照）といったように，**系統的に診断していくとよい**（図 3）．右室の拡大や収縮障害は，さまざまな原因で起こり得るので（図 4），右室機能障害を認めた場合にはこれらの原因を想定しながら診断を進める必要がある．なお，右室収縮機能の代表的指標である三尖弁輪収縮期移動距離（tricuspid annular plane systolic excursion：TAPSE）は，心不全患者の予後と関連することが示されているものの[2,3]，右心系優位の収縮障害や高度な右室拡大においては右室収縮機能を過大評価する可能性がある点に注意が必要である（図 5）[4]．この限界は，心臓全体の動きや右室サイズに影響さ

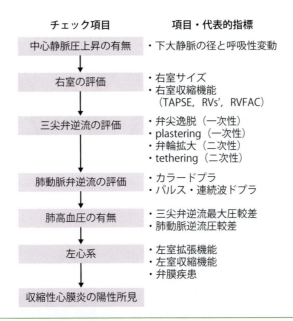

図3 右心不全症例における心エコー検査フローチャートの一例
TAPSE：三尖弁輪収縮期移動距離，RVs'：右室自由壁の収縮期最大運動速度，RVFAC：右室内腔面積変化率

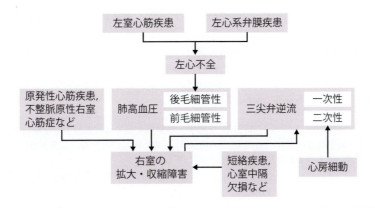

図4 右室拡大と収縮障害の原因となる病態

れない右室ストレインを用いることで克服される可能性があり，慢性心不全患者において右室ストレインがTAPSEよりも強く予後と関連したという報告がある[5]．
　心エコー法による右心系弁逆流評価における注意点を記す．高度な弁輪拡大や右室収縮障害により三尖弁の接合が高度に制限されると，逆流弁口が拡大して三尖弁逆流が層流となりモザイク信号を形成しないため，**通常の速度レンジによるカラードプラ像では**

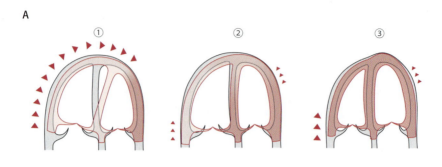

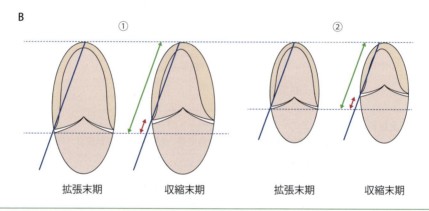

図5 TAPSEによる右室収縮機能過大評価の要因
A：肺高血圧症のように左室収縮機能が保たれながら右室拡大が起こると，左室側からの牽引により右室自由壁の心尖部方向への移動距離が大きくなり（apical rocking motion），右室収縮機能は低下していてもTAPSEは高い値をとる．
B：収縮障害を伴い拡大した右室（①）と，正常の四腔像の右室（②）のMモードビーム方向（青線），初期長（緑矢印），TAPSE（赤矢印）を示す．右室拡大例では収縮障害を反映して初期長に対するTAPSEの割合が低下するものの，TAPSEは正常と同じ値をとる．このように，TAPSEでは右室が高度に拡大すると収縮機能を過大評価してしまう．

(A：文献5より改変，B：筆者オリジナル図)

弁逆流を過小評価する可能性がある（図6）．また，Fallot四徴症術後症例などに時折認められる高度肺動脈弁逆流では，肺血管床が健常で肺高血圧がない場合，逆流弁口が広いほど肺動脈圧と右室拡張期圧の等圧化が早期に起こり，弁逆流が拡張後期に途絶する．したがって，**高度な肺動脈弁逆流は持続が短く，カラードプラ法による評価は過小評価となりやすい**．心エコー法では，連続波ドプラ法による圧半減時間の短縮や肺動脈分岐部における逆行性血流の存在を参考にして肺動脈弁逆流の重症度を判定する[6]．

I 総論 チャートでわかる見落とさないための診断プロセス

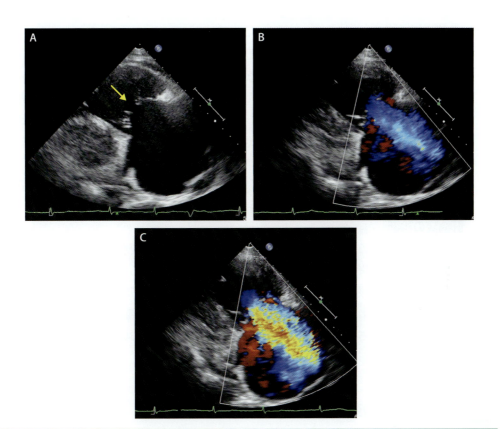

図6 三尖弁接合不全症例における重症度過小評価の一例
三尖弁の高度な接合不全（矢印）により弁逆流が生じているが（A），61 cm/秒の速度レンジ設定では逆流は目立たず（B），逆流の程度を過小評価してしまう．このような場合には，速度レンジを低下させると高度な弁逆流が認識できる（C）．

d) 心臓 MRI

　右室は形態が複雑であり，心エコー法により全容を描出するのは困難であるため，右室病変の検出には心臓 MRI が役に立つことが多く，特に**右室容積計測の再現性は各種画像診断のなかで MRI が最も優れている**．右心不全の原因疾患である不整脈原性右室心筋症の診断においては，心エコー指標とともに MRI による右室局所壁運動異常の検出や右室容積の増大，右室駆出率の低下が大基準として挙げられている[7]．また，**Fallot 四徴症術後の肺動脈弁閉鎖不全では，MRI による右室容積の経過観察が必須**とされている．ただし，壁厚の薄い右室では，左心系で極めて有用とされる心筋性状の診断は難しいことが指摘されている[7]．このように MRI による性状診断が困難な場合には，疾患によっては心内膜心筋生検による病理診断が必要となる．

37

e) 心臓カテーテル

　血行動態の把握と治療方針の決定に有用である．右心系優位の心不全の場合，右心系の容積増大が pericardial constraint を増強し，右房圧が心膜腔内圧を規定するようになって四腔の拡張期圧が等しく上昇する．この場合，心室間相互依存により拡張期に心室中隔の左室側への変位が起こることで，左室拡張末期容積の減少と拡張末期圧の上昇が同時に起こっており，除水による右心系容積の減少は左室拡張末期圧の低下とともに左室拡張末期容積と1回拍出量の増大をもたらすことが知られている．また，右心系拡大により**高度の三尖弁逆流が生じている場合には，熱希釈法による心拍出量推定は不正確となるため，呼気ガス分析による Fick 法を用いるべきである**．

f) 肝病変の診断

　慢性的に進行する右心不全では，無症候性にうっ血性肝硬変を併発している可能性があり，収縮性心膜炎や三尖弁逆流のように外科的介入を要する病態で手術リスクを高める要因となる．肝硬変を合併した心臓手術の死亡率は極めて高いことが知られており，**外科手術が検討される右心系疾患では肝病変の診断が極めて重要となる**．したがって，右心不全症例のうち，特に外科手術の適応となり得る疾患においては，画像診断や血液検査による肝臓の形態的・機能的診断を行う必要がある．

C 基本的な治療概略

　以下に，右心不全全般の基本的な治療方針と，右心不全の代表的な原因疾患の治療上の注意点について記載する．なお，不整脈原性右室心筋症と収縮性心膜炎についてはⅡ章の各項を参照されたい．

1）右心不全の全般的な治療方針

　右心不全の病態の中心は体液貯留であるので，利尿薬による体液量の管理が治療の基本となる．腸管浮腫による吸収障害の可能性を考慮して，**初期治療は経静脈的な投与が望ましい**．腎機能障害の程度によっては限外濾過による機械的な除水を考慮する．低心拍出症候群をきたしている場合には，強心薬により心拍出量の増大を図る．これらの治療で反応が得られずに臓器障害が進行する場合には，VA-ECMO（veno-arterial extracorporeal membrane oxygenation）による機械的補助循環が検討される．

2）高度三尖弁逆流

　三尖弁逆流は，弁膜そのものに器質的異常のある一次性と，弁輪拡大や右室収縮障害に伴って生じる二次性に分類される．一次性三尖弁逆流で利尿薬による治療を行っても

症状を呈する場合には，外科的手術が考慮される[8]．左心系弁膜疾患に合併する場合では，弁輪拡大を伴った三尖弁逆流への弁輪形成術の併施が推奨されているものの，左心系弁膜疾患がない，あるいは術後状態で高度三尖弁逆流のみが問題となる場合の手術の至適時期は，現在のところ定まったものはない．このような場合，利尿薬による体液量コントロールをいたずらに行い続けると，前述のようにうっ血による肝障害が不可逆的なものとなって手術リスクを高め，至適時期を逸してしまうおそれがあるので，**血液検査や画像診断を用いて肝予備能を定期的に経過観察し，手術時期を逸しないようにする必要がある**．

3) Fallot 四徴症術後の肺動脈弁逆流

弁輪を温存しない主肺動脈–右室流出路切開法（transannular patch）による右室流出路再建は，肺動脈弁逆流残存による再手術の危険因子であることが知られている[9]．右室流出路狭窄の問題から弁輪温存ができず，この術式による心内修復術を受けたFallot 四徴症術後症例では，成人後に肺動脈弁逆流による右室機能障害や右心不全がしばしば経験される．右心不全を呈した場合には手術適応となるが，**右室収縮障害が進行すると手術による右心機能回復が得られにくい**ことが知られており[10]，日本循環器学会のガイドラインでは**無症状であっても右室容積の高度な増大や駆出率の低下は手術適応**とする施設もあると記載されている．

◇文献

1) Nohria A et al: Medical management of advanced heart failure. JAMA **287**: 628-640, 2002
2) Ghio S et al: Prognostic usefulness of the tricuspid annular plane systolic excursion in patients with congestive heart failure secondary to idiopathic or ischemic dilated cardiomyopathy. Am J Cardiol **85**: 837-842, 2000
3) Mohammed SF et al: Right ventricular function in heart failure with preserved ejection fraction: a community-based study. Circulation **130**: 2310-2320, 2014
4) Giusca S et al: Deformation imaging describes right ventricular function better than longitudinal displacement of the tricuspid ring. Heart **96**: 281-288, 2010
5) Guendouz S et al: Prognostic significance and normal values of 2D strain to assess right ventricular systolic function in chronic heart failure. Circ J **76**: 127-136, 2012
6) Zoghbi WA et al: Recommendations for Noninvasive Evaluation of Native Valvular Regurgitation: A Report from the American Society of Echocardiography Developed in Collaboration with the Society for Cardiovascular Magnetic Resonance. J Am Soc Echocardiogr **30**: 303-371, 2017
7) Marcus FI et al: Diagnosis of arrhythmogenic right ventricular cardiomyopathy/dysplasia: proposed modification of the task force criteria. Circulation **121**: 1533-1541, 2010
8) Nishimura RA et al: 2014 AHA/ACC guideline for the management of patients with valvular heart disease: a report of the American College of Cardiology/American Heart Association Task Force on Practice Guidelines. J Am Coll Cardiol **63**: e57-e185, 2014
9) Nollert G et al: Long-term results of total repair of tetralogy of Fallot in adulthood: 35 years follow-up in 104 patients corrected at the age of 18 or older. Thorac Cardiovasc Surg **45**: 178-181, 1997
10) Therrien J et al: Pulmonary valve replacement in adults late after repair of tetralogy of fallot: are we operating too late? J Am Coll Cardiol **36**: 1670-1675, 2000

4

原因不明の冠動脈疾患をみたら

a まず，行うべき対応は何か？

　患者の症状などから虚血性心疾患が示唆される場合は，急性冠症候群［ST 上昇型急性心筋梗塞（STEMI），非 ST 上昇型急性心筋梗塞（NSTEMI），不安定狭心症（UA）］と安定狭心症の鑑別を行う必要がある．STEMI に対しては，発症早期の再灌流療法が予後を改善する確立された治療法であり，迅速な診断，早期治療が非常に重要である．患者の緊急度と重症度を評価するとともに，ただちに初期治療（酸素，アスピリン，硝酸薬およびモルヒネなど）を開始する．STEMI と診断した場合には，循環器科へのコンサルトや primary PCI（経皮的冠動脈インターベンション）実施可能施設へ搬送する．12 誘導心電図で ST 低下を認めた場合には，高リスクの UA または NSTEMI が疑われ，これらの患者は，短期の心事故発生のリスクが高いため，薬物療法に加え早期の冠動脈造影検査，PCI を中心とした侵襲的治療を検討する．正常または判定困難な心電図所見の患者では，トロポニンなどの心筋バイオマーカーおよび心電図の経時的な観察により，リスクの層別化を行い，リスクに準じた管理が求められる（図 1）.

　虚血性心疾患は多くの場合，危険因子（血漿 LDL 高値，血漿 HDL 低値，喫煙，高血圧，糖尿病）により血管内皮の正常な機能（局所の血管緊張の調整，表面の抗血栓性の維持，炎症細胞の接着と血管外遊出の制御など）が阻害されることによるアテローム性プラークの形成，冠動脈硬化により引き起こされる．しかし，**STEMI を発症したにもかかわらず，冠動脈造影および剖検で冠動脈硬化を認めない症例が全体の約 6％に存在し，特に，35 歳以下の若年心筋梗塞発症例においては 24％がアテローム性動脈硬化以外の原因で発症**したと報告されている[1]．アテローム性動脈硬化以外の発症機序としては，冠攣縮性狭心症（coronary spastic angina：CSA），動脈炎疾患，特発性冠動脈解離（spontaneous coronary artery dissection：SCAD），冠動脈塞栓症，冠動脈奇形など多彩な原因が挙げられる[1]（表 1）．このうち，わが国においては CSA の頻度が高い．

　いずれの疾患においても急性期治療の基本は早期の再灌流療法であるが，各基礎疾患

I 総論 チャートでわかる見落とさないための診断プロセス

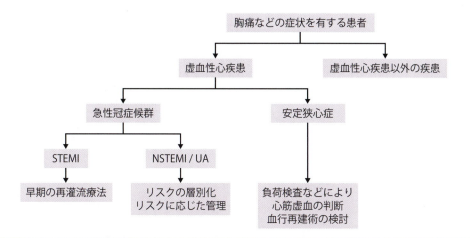

図1 胸痛患者に行うべき対応
危険因子（糖尿病，脂質異常など）がない症例，若年発症例や冠動脈造影所見がアテローム性動脈硬化と異なる所見の場合には，原因不明（非動脈硬化性）の冠動脈疾患を念頭に置き診療にあたる．
STEMI：ST上昇型急性心筋梗塞，NSTEMI：非ST上昇型急性心筋梗塞，UA：不安定狭心症

表1 原因不明（非動脈硬化性）の冠動脈疾患

① 冠攣縮性狭心症（CSA）
② 動脈炎疾患（高安動脈炎，川崎病，IgG4関連疾患，梅毒，脊椎炎など）
③ 特発性冠動脈解離（SCAD）
④ 外因性（外傷，医原性，放射線治療など）
⑤ 代謝性疾患または内膜肥厚性疾患に伴う冠動脈壁肥厚（心Fabry病，心アミロイドーシス，Hurler病，ホモシステイン尿症など）
⑥ 冠動脈以外の原因に伴う冠動脈狭小化［急性大動脈解離，肺動脈性高血圧（PAH）など］
⑦ 冠動脈塞栓症（感染性心内膜炎，弁膜症，粘液腫，心内血栓，壁在血栓など）
⑧ 先天性の冠動脈奇形（起始異常，動静脈吻合，冠動脈瘤など）
⑨ 心筋における酸素需給のアンバランス（大動脈弁狭窄，CO中毒，甲状腺中毒症，低血圧遷延など）
⑩ 凝固異常（真性多血症，播種性血管内凝固症候群など）

あるいは病態に対する治療または処置により心筋血流の改善が期待される場合には，基礎疾患に対する治療が優先される．特に若年者においては，これら動脈硬化以外の原因を常に念頭に置く必要がある．

b どう診断していくか？

虚血性心疾患の原因を診断するうえで病歴聴取は極めて重要である．症状の出現様式

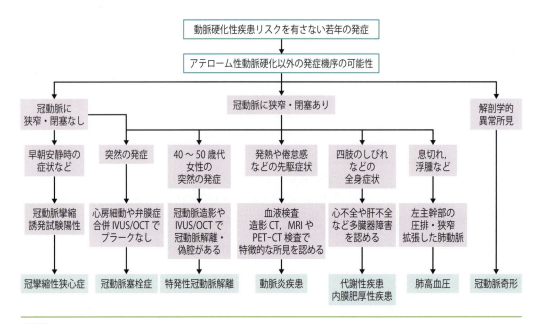

図2 代表的な非動脈硬化性虚血性心疾患の診断フローチャート

や全身の徴候などから原因にたどり着くこともある．非動脈硬化性虚血性心疾患のうち，重要な疾患における特徴的な問診・診察・検査について記載する（図2）．

1) 冠攣縮性狭心症 (CSA)

狭心症発作は，夜間から早朝にかけての安静時や軽労作時に出現することが多く，症状の日内変動があることが多い．過呼吸や飲酒により誘発されることがあり，硝酸薬が著効する．検査として，発作時の心電図所見上，明らかな虚血性変化が認められた場合や，心電図所見が境界域の場合は，病歴，発作時の症状に加え，明らかな心筋虚血所見もしくは冠攣縮陽性所見が諸検査によって認められた場合に CSA と診断される（図3）．

2) 動脈炎疾患
a) 高安動脈炎

若年女性に発症ピークがある．病初期より微熱または高熱や全身倦怠が数週間や数ヵ月続くことが多い．大動脈弓部分枝病変によるさまざまな症状を呈し，脳虚血症状や視力障害，難聴，腎動脈狭窄や大動脈縮窄症による高血圧などがみられる．診察所見としては，左右上肢の血圧差など上肢乏血所見は約 66％に認められる特徴的所見である．脛骨前面に皮疹（結節性紅斑）が多発することも多い．検査所見として，炎症の指標である C 反応性蛋白と赤血球沈降速度が有用なバイオマーカーである．遺伝的素因を示

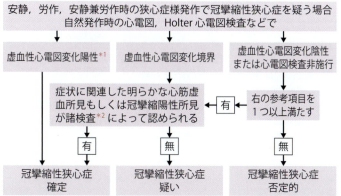

図3 CSAの診断アルゴリズム

*1：明らかな虚血性変化とは，12誘導心電図で，関連する2誘導以上における一過性の0.1 mV以上のST上昇または0.1 mV以上のST下降か，陰性U波の新規出現が記録された場合とする．

*2：心臓カテーテル検査における冠攣縮薬物誘発試験，過換気負荷試験などを指す．なお，アセチルコリンやエルゴノビンを用いた冠攣縮薬物誘発試験における冠動脈造影上の冠攣縮陽性所見を「心筋虚血の徴候（狭心痛および虚血性心電図変化）を伴う冠動脈の一過性の完全または亜完全閉塞（＞90％狭窄）」と定義する．

[日本循環器学会ほか：冠攣縮性狭心症の診断と治療に関するガイドライン（2013年改訂版），p6, 2013. http://www.j-circ.or.jp/guideline/pdf/JCS2013_ogawah_h.pdf（最終確認日：2019年6月28日）より許諾を得て転載]

す場合もあり，免疫制御に関わるHLAクラスⅠ分子-B*52やHLA-B*67と関連があり，これらが診断の補助として用いられる場合もある．確定診断は，画像診断（CT，MRI，PET-CT，血管造影）を中心に行う（表2）．

b）川崎病

幼少時にすでに川崎病の診断があり，心臓血管後遺症としての狭心症（川崎病後冠動脈瘤，瘤前後の狭窄）の観察，治療を受けている患者と，成人期に初めて冠動脈疾患を発症する患者がいる．**幼少期の持続する発熱や手掌，足底の紅斑，指先の皮膚の膜様落屑などの既往**について聴取することが重要である（詳細はⅡ-B-2「川崎病」を参照）．

c）immunoglobulin G4 (IgG4) 関連疾患

血清IgG4値高値と組織へのIgG4陽性形質細胞の浸潤による腫瘤や隆起性病変の形成で特徴づけられる疾患である．心血管病変として，炎症性腹部大動脈瘤への関与が知られているが，冠動脈周囲組織の肥厚，偽腫瘍，内腔の瘤状の拡張などの冠動脈にも病変をきたす症例があり，心筋虚血をもたらす症例も報告されている[2]．炎症の首座が外膜にあることが，高安動脈炎や川崎病などとは異なる．

表2 高安動脈炎の診断基準

A. 症状

①全身症状：発熱，全身倦怠感，易疲労感，リンパ節腫脹（頸部），若年者の高血圧（140/90 mmHg 以上）
②疼痛：頸動脈痛（carotidynia），胸痛，背部痛，腰痛，肩痛，上肢痛，下肢痛
③眼症状：一過性又は持続性の視力障害，眼前明暗感，失明，眼底変化（低血圧眼底，高血圧眼底）
④頸部症状：頭痛，歯痛，顎跛行[※a]，めまい，難聴，耳鳴，失神発作，頸部血管雑音，片麻痺
⑤上肢症状：しびれ感，冷感，拳上困難，上肢跛行[※b]，上肢の脈拍及び血圧異常（橈骨動脈の脈拍減弱，消失，10 mmHg 以上の血圧左右差），脈圧の亢進（大動脈弁閉鎖不全症と関連する）
⑥下肢症状：しびれ感，冷感，脱力，下肢跛行，下肢の脈拍及び血圧異常（下肢動脈の拍動亢進あるいは減弱，血圧低下，上下肢血圧差[※c]）
⑦胸部症状：息切れ，動悸，呼吸困難，血痰，胸部圧迫感，狭心症状，不整脈，心雑音，背部血管雑音
⑧腹部症状：腹部血管雑音，潰瘍性大腸炎の合併
⑨皮膚症状：結節性紅斑

[※a]：咀嚼により痛みが生じるため間欠的に咀嚼すること
[※b]：上肢労作により痛みや脱力感が生じるため間欠的に労作すること
[※c]：「下肢が上肢より 10～30 mmHg 高い」から外れる場合

B. 検査所見

画像検査所見：大動脈とその第一次分枝[※a]の両方あるいはどちらかに検出される，多発性[※b]またはびまん性の肥厚性病変[※c]，狭窄性病変（閉塞を含む）[※d]あるいは拡張性病変（瘤を含む）[※d]の所見

[※a]：大動脈とその一次分枝とは，大動脈（上行，弓行，胸部下行，腹部下行），大動脈の一次分枝（冠動脈を含む），肺動脈とする．
[※b]：多発性とは，上記の 2 つ以上の動脈または部位，大動脈の 2 区域以上のいずれかである．
[※c]：肥厚性病変は，超音波（総頸動脈のマカロニサイン），造影 CT，造影 MRI（動脈壁全周性の造影効果），PET-CT（動脈壁全周性の FDG 取り込み）で描出される．
[※d]：狭窄性病変，拡張性病変は，胸部 X 線（下行大動脈の波状化），CT angiography，MR angiography，心臓超音波検査（大動脈弁閉鎖不全），血管造影で描出される．上行大動脈は拡張し，大動脈弁閉鎖不全を伴いやすい．慢性期には，CT にて動脈壁の全周性石灰化，CT angiography，MR angiography にて側副血行路の発達が描出される．

画像診断上の注意点：造影 CT は造影後期相で撮影．CT angiography は造影早期相で撮影，三次元画像処理を実施．血管造影は通常，血管内治療，冠動脈・左室造影などを同時目的とする際に行う．

C. 鑑別診断

動脈硬化症，先天性血管異常，炎症性腹部大動脈瘤，感染性動脈瘤，梅毒性中膜炎，巨細胞性動脈炎（側頭動脈炎），血管型ベーチェット病，IgG4 関連疾患

〈診断のカテゴリー〉

Definite：A のうち 1 項目以上＋B のいずれかを認め，C を除外したもの

（参考所見）
1. 血液・生化学所見：赤沈亢進，CRP 高値，白血球増加，貧血
2. 遺伝学的検査：HLA-B*52 または HLA-B*67 保有

［日本循環器学会ほか：血管炎症候群の診療ガイドライン（2017 年改訂版），p19，2018．http://www.j-circ.or.jp/guideline/pdf/JCS2017_isobe_h.pdf（最終確認日：2019 年 6 月 28 日；左記 URL では「2018 年 6 月 29 日更新」版として公開されている）より許諾を得て転載］

分類	冠動脈造影	特徴
Type 1	造影で解離腔が描出される	偽腔による真腔の圧排所見
Type 2	解離腔が描出されない	冠動脈の中位〜遠位にびまん性に軽度から完全閉塞までの多彩な狭窄像をとる
Type 3	解離腔が描出されない	アテローム性動脈硬化疾患と同様の造影所見を呈し，鑑別が困難なことがある．IVUS や OCT で解離腔が描出される

（文献 4 より引用）

3）特発性冠動脈解離（SCAD）

冠動脈の中膜が裂けて血流が障害されることで急性心筋梗塞を発症する疾患で，**40〜50 歳代の比較的健康な女性に多い**．急性心筋梗塞全体のなかでは 0.1〜1.1％とまれな疾患ではあるが，50 歳以下女性に限ると 25％と動脈硬化によるものに次いで多いとの報告もある[3]．発症機序は明確に解明されているわけではないが，内膜の先天性異常や産褥期のホルモン異常などの影響が考えられている．**発症要因としてストレスの関与も考えられているため，発症した状況の聴取が重要**である．診断としては，特徴的な冠動脈造影所見（解離による偽腔形成，偽腔内血腫）があるが，動脈硬化性と鑑別が難しく血管内エコー（IVUS）や光干渉断層法（OCT）により初めて SCAD と診断される症例もある[4]（**表3**）．

4）外因性

胸部外傷歴や放射線治療歴について詳細に聴取することが必要である．乳がん患者において，心臓への被曝は 1 Gy あたり 7.4％の虚血性イベントの危険を上昇させるとの報告もあり，過去の治療内容を把握することが診断の一助になる．

5）代謝性疾患または内膜肥厚性疾患に伴う冠動脈壁肥厚

心 Fabry 病やアミロイドーシスなどの代謝性疾患または内膜肥厚性疾患に冠動脈壁肥厚，狭窄を合併することがある（詳細はⅡ-D-10「Fabry 病」，Ⅱ-D-5「心アミロイドーシス」を参照）．

6）冠動脈以外の原因に伴う冠動脈狭小化

a）急性大動脈解離

Stanford A 型急性大動脈解離では，その 3〜9％において STEMI を合併することがある．**前駆症状を伴わず突然，引き裂かれるような背部へ放散する鋭い痛みが出現し，移動する**こともある．診察では，**四肢血圧の左右差を認めることがある**．また，Mar-

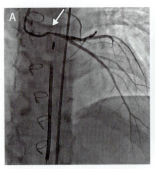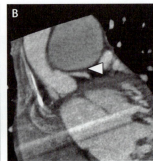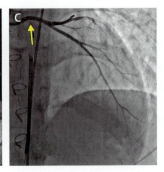

図4 PAHによる冠動脈狭窄
PAH患者の冠動脈造影で左冠動脈主幹部の圧排狭窄を認める（A；白矢印）．CTでは，拡張した肺動脈の圧迫による左冠動脈起始角の鋭角化，狭窄を認める（B；白矢頭）．左主幹部にPCIにより冠動脈ステントを留置して，良好な拡張を得た（C；黄矢印）．

fan症候群に合併することもあるため特徴的な身体所見がないか観察が重要である．検査所見としては，胸部X線像にて上縦隔陰影の拡大，大動脈壁内膜石灰化の偏位，心エコー検査では大動脈弁逆流，心囊液貯留を認めることもある．胸腹部造影CT検査で偽腔が確認できれば確定診断となる．

b）肺動脈性高血圧（pulmonary arterial hypertension：PAH）

PAHの患者において狭心症状は7～29％に認められ，一般的な症状である．心負荷による右室の代謝需要の増加，不均等によると考えられていたが，**拡張した肺動脈により左冠動脈主幹部の圧迫，狭窄をきたす症例**が報告されており注意を要する[5]．検査としては，冠動脈CTにより肺動脈の圧迫による左冠動脈起始角の鋭角化，狭窄を確認し，冠動脈造影検査にて診断することができる（図4）．

7）冠動脈塞栓症

冠動脈塞栓を生じる基礎疾患として，弁膜症，心筋症，心房細動，感染性心内膜炎などが報告されている[6]．発熱や動悸などの問診を詳細に行う．診察としては，心雑音の聴取や脈波，調律などから基礎疾患の検索を行う．検査としては，ST上昇が確認されても冠動脈造影で有意狭窄を認めない場合，血栓吸引後の責任病変に有意狭窄を認めない場合，IVUSやOCTなどのイメージングでプラーク破裂やびらん所見などが確認されない場合は冠動脈塞栓症を疑う．

8）先天性の冠動脈奇形

先天性の冠動脈異常は，病的意義の乏しい異常と病的意義のある異常に分類できる．

I　総論　チャートでわかる見落とさないための診断プロセス

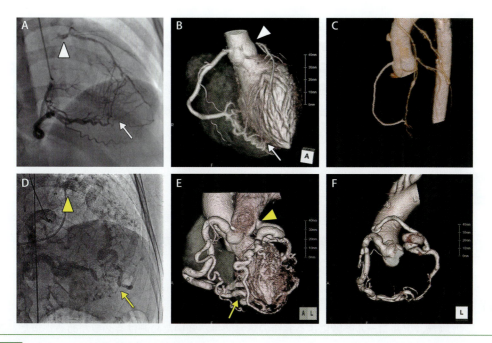

図5 ALCAPAと先天性左冠動脈閉鎖
A～C：先天性左冠動脈閉鎖の冠動脈造影（A）とCT（B）を提示する．右冠動脈から左冠動脈へ良好な側副血行路（白矢印）と左冠動脈主幹部の閉塞（白矢頭）を認めた．冠動脈バイパス術（CABG）による血行再建を行った（C）．
D～F：左冠動脈肺動脈起始の冠動脈造影（D）とCT（E）を提示する．拡張した右冠動脈から左冠動脈へ側副血行路（黄矢印）と左冠動脈が肺動脈へ流入している（黄矢頭）．CABGによる血行再建を行った（F）．

ここでは，病的意義のある代表的な冠動脈異常について記載する．

a) 左冠動脈肺動脈起始 [anomalous origin of left coronary artery from pulmonary artery (ALCAPA)，Bland-White-Garland症候群]，先天性左冠動脈閉鎖

ALCAPAは左冠動脈が肺動脈から起始し，先天性左冠動脈閉鎖では左冠動脈起始部の閉塞を認めるため，両疾患とも心筋血流は，主に右冠動脈からの側副血行路を介して還流される．重症度に幅があり，成人期に心不全症状や狭心症で発症する症例や無症状で偶発的に見つかる例もある．心電図で左冠動脈支配領域の虚血所見を認め，冠動脈CTや心血管造影で診断を確定する（図5）．

b) 冠動静脈瘻

冠動脈と心腔や肺動脈・冠静脈洞の間に異常な交通を認める．診察では連続性心雑音を聴取することがある．短絡血流が多い場合は，胸痛などの症状を呈することがある．無症状であるが，冠動脈造影などで偶然診断されることもある．

c) 左冠動脈対側大動脈洞起始

左冠動脈が右冠動脈洞から起始する異常で，左冠動脈が大動脈と肺動脈の間を走行することが多く，**若年の運動時の突然死の原因の 1 つ**として重要である．安静時心電図では異常所見は乏しく，運動負荷試験でも虚血所見を認めないことも多い．胸痛などの症状がなく，初発症状で致死的不整脈や心肺蘇生を要することもある．冠動脈 CT や冠動脈造影で確定診断される．

C 基本的な治療概略

いずれの疾患においても急性期治療の基本は早期の再灌流療法であるが，各基礎疾患あるいは病態に対する治療または処置により心筋血流の改善が期待される場合には，基礎疾患に対する治療を行う．

1) CSA

喫煙，アルコール多飲による発作の誘発関与が強いため避ける必要がある．また，**ストレスや寒冷で狭心症発作が発生しやすくなるため回避する**ことが重要である．薬剤治療としては，血管平滑筋細胞内 Ca^{2+} 流入を抑制する**カルシウム拮抗薬は冠攣縮予防に極めて有効であり，CSA 治療の第一選択薬**である．

2) 動脈炎
a) 高安動脈炎

ステロイド（glucocorticoids：GC）が治療の中心となる．疾患活動性（①全身炎症症状，②赤血球沈降速度亢進，③血管虚血症状，④血管画像所見）に基づいて投与量の調整を行う．免疫抑制薬は，GC との相乗効果や GC の減量効果を期待して併用する．免疫抑制薬 2 剤の併用や，生物学的製剤と免疫抑制薬の併用を行うこともある．狭心痛などの症状を有する冠動脈狭窄症例では，PCI や冠動脈バイパス術（CABG）の血行再建が必要なことがあるが，CABG のグラフトの選択には注意が必要である．また，本疾患の冠動脈病変は入口部に多いのが特徴的であり，入口部内膜摘除や入口部パッチ拡大術が有効な症例もある．

b) 川崎病

詳細はⅡ-B-2「川崎病」を参照．

c) IgG4 関連疾患

IgG4 関連の炎症性の肥厚・腫瘤病変に対しては，一般的に GC が奏効することが多い．しかし，IgG4 関連の動脈病変においては，GC の投与により動脈壁の脆弱化から

I　総論　チャートでわかる見落とさないための診断プロセス

破裂の危険性が増加する可能性があることが指摘されており，注意を要する．

3）SCAD

現時点で確立されたものはないが，急性期治療においては，主幹部や主要冠動脈中枢病変では PCI や CABG などの血行再建を施行している．末梢病変においては，保存的治療が選択されることも多い．再発例も 17％に認められると報告されており，長期の観察が必要である[7]．

4）冠動脈以外の原因に伴う冠動脈狭小化

a）急性大動脈解離

Stanford A 型急性大動脈解離では，一般的に緊急外科的治療の適応である．

b）PAH

拡張した肺動脈による冠動脈圧排からもたらされる狭心痛，心筋虚血に PCI 治療の有用性が報告されてきている[5]．肺出血，喀血の危険性がある症例では，使用するステントや抗血小板薬 2 剤併用の期間に注意が必要である．

5）冠動脈塞栓症

冠動脈の再灌流治療としては，血栓溶解療法や血栓吸引療法が有用である．バルーンやステントによる拡張では再灌流が得られず，さらに末梢の塞栓を起こす可能性もあるため，冠動脈塞栓症が疑われる場合には，PCI の治療デバイスの選択には十分注意が必要である．基礎疾患によっては抗凝固療法が適応となる．

6）先天性の冠動脈奇形

a）ALCAPA，先天性左冠動脈閉鎖

本疾患は無症状であっても，突然死の回避および心不全発生を予防する目的で，手術適応がある．ALCAPA に対する手術療法として，左冠動脈起始部の単純結紮法，左冠動脈大動脈直接吻合法，肺動脈内トンネル作成法，左冠動脈結紮＋CABG などが報告されているが，確立された手術法はない．左冠動脈閉鎖では CABG が施行される．

b）冠動静脈瘻

閉鎖術の適応は，心筋虚血，短絡率が高い（Qp/Qs＞1.5～2.0），肺高血圧や心不全の原因となる，冠動脈瘤を合併し破裂の危険性があるもの，などが挙げられる．治療は外科的瘻孔閉鎖術のほか，単一で細い，大きな分枝がないなどの条件を満たせばコイルや閉鎖栓によるカテーテル治療が選択されることもある．

4
原因不明の冠動脈
疾患をみたら

c) 左冠動脈対側大動脈洞起始

　無症候でも突然死リスクがあることから，特に運動をする若年者では手術が勧められる．手術は unroofing 法により左冠動脈を外科的に修復するのが最善だが，難しい場合は CABG も選択される．

◆文献

1) Cheitlin MD et al: Myocardial infarction without atherosclerosis. JAMA **231**: 951-959, 1975
2) Delgado-García G et al: Myocardial ischemia as presenting manifestation of IgG4-related disease: a case-based review. Clin Rheumatol **35**: 2857-2864, 2016
3) Nakashima T et al: Prognostic impact of spontaneous coronary artery dissection in young female patients with acute myocardial infarction: A report from the Angina Pectoris-Myocardial Infarction Multicenter Investigators in Japan. Int J Cardiol **207**: 341-348, 2016
4) Saw J: Coronary angiogram classification of spontaneous coronary artery dissection. Catheter Cardiovasc Interv **84**: 1115-1122, 2014
5) Galie N et al: Left Main Coronary Artery Compression in Patients With Pulmonary Arterial Hypertension and Angina. J Am Coll Cardiol **69**: 2808-2817, 2017
6) Prizel KR et al: Coronary artery embolism and myocardial infarction. Ann Intern Med **88**: 155-161, 1978
7) Tweet MS et al: Clinical features, management, and prognosis of spontaneous coronary artery dissection. Circulation **126**: 579-588, 2012
8) 日本循環器学会ほか：冠攣縮性狭心症の診断と治療に関するガイドライン（2013 年改訂版），2013. http://www.j-circ.or.jp/guideline/pdf/JCS2013_ogawah_h.pdf（最終確認日：2019 年 6 月 28 日）
9) 日本循環器学会ほか：血管炎症候群の診療ガイドライン（2017 年改訂版），2018. http://www.j-circ.or.jp/guideline/pdf/JCS2017_isobe_h.pdf（最終確認日：2019 年 6 月 28 日；左記 URL では「2018 年 6 月 29 日更新」版として公開されている）

II

疾患各論

知っておきたい
循環器希少疾患・病態

A 不整脈

1 特発性心室細動

a こんな疾患

1）定義

　特発性心室細動とは，明らかな器質的心疾患を認めないにもかかわらず，突然心室細動を引き起こして突然死する疾患である[1]．広義には器質的な心機能異常がない Brugada 症候群，QT 延長症候群，QT 短縮症候群，早期再分極症候群，カテコラミン誘発多形性心室頻拍などの遺伝性不整脈疾患を含めて特発性心室細動とするが，**狭義の特発性心室細動とはこれら遺伝性不整脈を含む心疾患をすべて除外した原因不明の心室細動を指す**（図 1）．本項では広義の特発性心室細動について説明する．

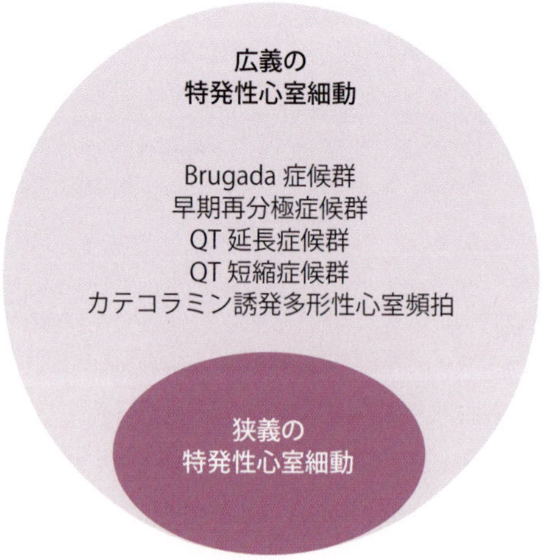

図1 特発性心室細動の概念

b 診断の考え方とポイント

特発性心室細動の診断には，呼吸器系，代謝系，薬剤性の原因がないことはもちろんのこと，まず器質的心機能異常の除外が必要である．器質的心疾患の除外のため，心エコー検査，冠動脈造影を含めた心臓カテーテル検査，心臓 MRI，必要に応じて心筋生検を行う．**特に，心機能異常がわかりづらい軽度の心筋炎や病初期の心臓サルコイドーシス，不整脈原性右室心筋症，拡張型心筋症，肥大型心筋症などの心筋症との鑑別に難渋することがあり，フォローアップ期間中に診断がつくケースもあるため，継続した心機能評価が重要である**．

また，心室細動発生時に先行する胸部症状が病歴上明らかではない冠攣縮性狭心症もあり，アセチルコリンやエルゴノビン負荷を行い，**冠攣縮性狭心症を除外することも重要である**[2]．明らかな器質的心機能異常を認めない場合に，以下に示す遺伝性不整脈疾患の除外を進めていく．

1）Brugada 症候群

Brugada 症候群は 1992 年に Brugada 兄弟により報告された．12 誘導心電図で，V_{1-3} 誘導における coved 型の ST 上昇を呈し（図 2A），器質的心疾患を認めないにもかかわらず，主として若年〜中年男性が夜間に心室細動を引き起こして突然死する疾患である．有病率は，男性は女性の 9 倍で圧倒的に多く，特に 40 歳前後を中心とした男性に多く発生することが知られている[3, 4]．

Brugada 症候群ではより高位の肋間（第 2，第 3 肋間）で ST 上昇が顕著となる症例も少なくない（図 2B）．また，ピルジカイニド（1 mg/kg を 10 分で静注）やフレカイニド（2 mg/kg を 10 分で静注）といったナトリウムチャネル遮断薬による負荷試験時に，ST 上昇が顕在化する例もある[5]．**心室細動蘇生例や高リスクの失神例では通常の 12 誘導心電図記録に加え，高位肋間記録，薬物負荷試験（通常＋高位肋間心電図を記録）を行い，Brugada 症候群の除外を行うことが重要である**．また，ST 上昇には経時的な変化が認められ，迷走神経緊張，薬剤，発熱，運動負荷後などにより ST 上昇が顕著となることがある．正確な診断のためには，繰り返し高位肋間を含んだ心電図記録を行う必要がある．

わが国の「遺伝性不整脈の診療に関するガイドライン（2017 年改訂版）」における診断基準では，高位肋間心電図記録を含めた 1 誘導以上において自然発生あるいはナトリウムチャネル遮断薬による薬物負荷後に type 1 心電図が認められることが必須所見であり，主所見臨床歴 1 項目を満たす場合に有症候性 Brugada 症候群，主所見臨床歴がない場合に無症候性 Brugada 症候群としている（表 1）．2016 年の HRS/EHRA/

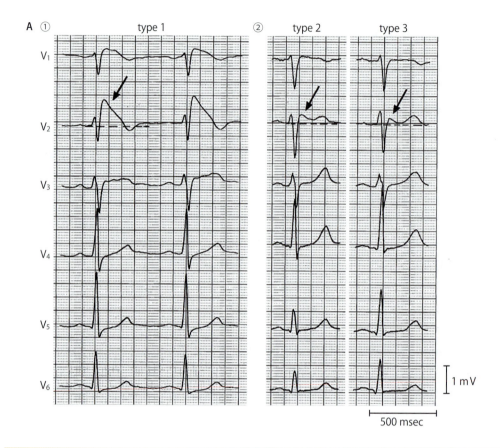

図2 Brugada症候群の心電図分類（Heart Rhythm学会）
A：Heart Rhythm学会によるBrugada症候群の心電図分類（① coved型，② saddleback型）．米国およびヨーロッパのHeart Rhythm学会はV$_{1-3}$誘導のST異常を3つのタイプに分類し，いずれもJ点で0.2 mV以上の上昇があるが，coved型でT波が陰転しているものをtype 1，ST終末部が0.1 mV以上上昇していてsaddleback型を呈し，T波が陽性または二相性のものをtype 2，ST終末部の上昇が0.1 mV未満でsaddleback型またはcoved型，かつT波が陽性のものをtype 3と定義している．Brugada症候群の診断にはtype 1心電図が必須所見である．

APHRS/SOLAECEのexpert consensus statementでは，新たな診断基準としてShanghai scoreが提唱されたが，妥当性については十分検討されていない[4]．

2）QT延長症候群

　心電図上QT時間の延長に伴いtorsade de pointes（TdP）と呼ばれる多形性心室頻拍を引き起こすことにより，突然死や失神の原因となる．QT延長は，Bazett式により心拍数補正した修正QT時間（QTc＝QT/$\sqrt{RR}$）が440 msec以上と定義されて

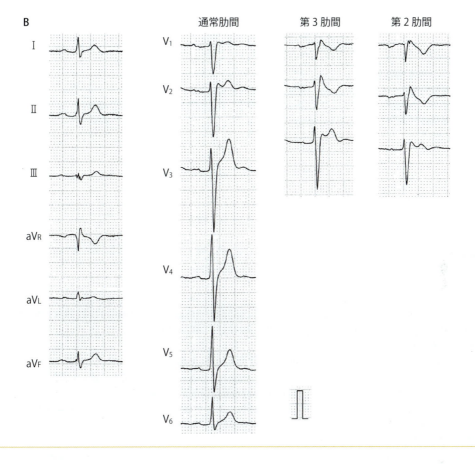

B：高位肋間心電図記録でのみ診断可能であった Brugada 症候群．通常肋間では V_2 誘導で saddle-back 型（type 2）の心電図のみ認めるが，第 2，3 肋間心電図の $V_{1,2}$ 誘導にて coved 型の ST 上昇を認める．

（A：文献3より引用，B：筆者オリジナル図）

いる．QT 延長のみならず，T 波形の異常（ノッチ型 T 波，T 波オルタナンス）にも注意が必要である．

　QT 延長を引き起こす原因の関与を認める後天性と，誘因を認めない遺伝性疾患である先天性とに分けられる．先天性 QT 延長症候群の場合，これまで約 15 種類の原因遺伝子が判明しており，先天性 QT 延長症候群と確定診断された患者の 75％ 以上に遺伝子変異が同定されている．そのうち 1～3 型が 9 割を占め，心筋カリウムチャネルの機能低下や，ナトリウムチャネルの機能亢進によって活動電位が延長するため，QT 延

表1 Brugada 症候群の診断基準

1. 必須所見

心電図（12誘導/携帯型）
A. 自然発生のタイプ1 Brugada 心電図（正常肋間あるいは高位肋間記録）
B. 発熱により誘発されたタイプ1 Brugada 心電図（正常肋間あるいは高位肋間記録）
C. 薬物負荷試験にてタイプ1に移行したタイプ2またはタイプ3 Brugada 心電図

2. 主所見

臨床歴
A. 原因不明の心停止あるいは心室細動または多形性心室頻拍が確認されている
B. 夜間苦悶様呼吸
C. 不整脈原性が疑われる失神
D. 機序や原因が不明の失神

3. 副所見

臨床歴
A. 他の原因疾患を認めない30歳以下発症の心房粗動・細動

家族歴
B. Brugada 症候群と確定診断されている
C. 発熱時発症，夜間就眠時発症，あるいは Brugada 症候群増悪薬物との関係が疑われる心臓突然死を認める
D. 45歳以下の原因不明の心臓突然死を認め，剖検所見で原因が特定されていない

遺伝子検査結果
E. Brugada 症候群を特定する病原性遺伝子変異（*SCN5A*）を認める

有症候性 Brugada 症候群：心電図所見1項目と主所見臨床歴 2-A〜2-D の1項目を満たす場合
無症候性 Brugada 症候群：心電図所見1項目のみで主所見臨床歴がない場合
無症候性 Brugada 症候群の場合，副所見 3-A（臨床歴），3-B〜3-D（家族歴），3-E（*SCN5A* 変異）はリスク評価の際の参考とする．
非タイプ1（タイプ2あるいはタイプ3）心電図のみの場合は Brugada 症候群とは診断されないが，時間経過とともにタイプ1心電図が出現する可能性もあるので，経過観察（特に主所見出現時の受診）は必要である．
［日本循環器学会ほか：遺伝性不整脈の診療に関するガイドライン（2017年改訂版），p36，2018．http://www.j-circ.or.jp/guideline/pdf/JCS2017_aonuma_h.pdf（最終確認日：2019年6月28日；左記 URL では「2018年5月1日更新」版として公開されている）より許諾を得て転載］

長と心室不整脈を発生させると考えられている．

　診断基準については，心電図，臨床症状，家族歴，および遺伝子変異の有無を参考にする．先天性 QT 延長症候群のリスクスコアが3.5点以上は確定診断となる[6]（**表2**）．また，遺伝子に明らかな病的変異を認める場合や，QT 延長をきたす二次性要因が存在しないなかで，繰り返し記録した心電図で QTc≧500 msec の場合にも確定診断となる．

　QT 延長症候群の1型は36%，2型は19%の安静時 QTc 時間がボーダーラインであり，心室細動蘇生例の場合，運動負荷試験やエピネフリン負荷試験により，QT 延長が明らかとなるケースもある．特にカテコラミン負荷試験は1型 QT 延長症候群の診断に有用であり，12誘導心電図を記録しながらエピネフリン 0.1 μg/kg をボーラス

表2 先天性 QT 延長症候群のリスクスコアと診断基準

基準項目			点数
心電図所見	QTc 時間の延長	≧480 msec	3
		460 〜 479 msec	2
		450 〜 459 msec（男性）	1
	運動負荷後 4 分の QTc	≧480 msec	1
	TdP		2
	視覚可能な T wave alternans		1
	ノッチ型 T 波（3 誘導以上）		1
	年齢不相応の徐脈		0.5
臨床症状	失神	ストレスに伴う	2
		ストレスに伴わない	1
	先天性聾		0.5
家族歴	確実な先天性 QT 延長症候群の家族歴		1
	30 歳未満での突然死の家族歴		0.5

3.5 点以上は「診断確実」，1.5 〜 3 点は「疑診」，1 点以下は「可能性が低い」に分類される.

（文献 12, 13 を参考に作成）

投与し，その後 0.1 µg/kg/分の持続投与を 5 分行う. その後，エピネフリンを中止し，さらに 5 分間心電図を記録する. エピネフリン投与開始前，および投与開始後 1 〜 2 分で RR 間隔が最短の最大効果時（peak）と，投与開始後 3 〜 5 分の定常状態（steady state）を測定する. 開始前と steady state において，QTc の差≧35 msec の場合，1 型 QT 延長症候群が疑わしい.

3) 早期再分極症候群

早期再分極症候群は，2008 年に提唱された比較的新しい症候群である. これまで早期再分極は良性所見と考えられていたが，2008 年に Haïssaguerre らが特発性心室細動の蘇生例において，下側壁誘導（Ⅱ，Ⅲ，aV_F，V_{4-6}）に早期再分極（J 波）を有する症例を有意に多く認めることを報告し，早期再分極を呈する症例のなかに，心室細動を発症するリスクの高い症例が少なからず存在することが示された[7].

QRS 幅が 120 msec 未満の例において，12 誘導心電図の下側壁誘導（Ⅱ，Ⅲ，aV_F，aV_L，V_{4-6}）の隣接する 2 誘導以上に 0.1 mV 以上のノッチ型あるいはスラー型の J 点の上昇を認める場合，早期再分極と診断する（図3）[3]. **早期再分極症候群は，器質的心疾患を伴わない原因不明の心室細動蘇生例で，早期再分極パターンを認める場合に診断する**. J 点は R 波下行脚の最後の 50% 以内になければならない. 機序や長期予後を含

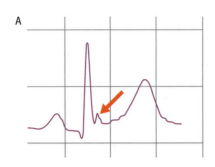 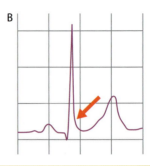

図3 早期再分極の定義
12誘導心電図の下側壁誘導（II, III, aV_F, aV_L, V_{4-6}）の隣接2誘導以上に0.1 mV以上のJ点上昇がある場合，早期再分極を有すると判断する．QRS幅は120 msec未満，J点はR波下行脚の最後の50%以内にあることが必要である．
A：ノッチ型の早期再分極．ノッチ型の場合，ノッチのピーク（矢印）をJ点として波高を測定する．
B：スラー型の早期再分極．スラー型の場合，スラーの最初の変曲点（矢印）をJ点として波高を測定する．

めて不明な点が多いが，早期再分極症候群のなかにはBrugada症候群と同様の臨床的特徴を有し，心室細動発作を繰り返す群があることが報告されている[8]．

4）カテコラミン誘発多形性心室頻拍

比較的まれな不整脈であるが，運動やカテコラミン投与により引き起こされる心筋細胞内のCa^{2+}過剰に伴う遅延後脱分極が不整脈発生に関与している．*RyR2*や*CASQ2*などのカルシウムハンドリングに関与する遺伝子異常が，60～70%の患者において同定される．

発症は10歳前後が最も多く，多くは40歳以下である．運動や感情ストレスに伴って失神する．安静時12誘導心電図では約20%の症例で洞徐脈を認め，約20%の症例で心房細動などの上室不整脈を合併する．**診断には運動負荷試験が有用であり，典型例では心拍数の上昇に伴い心室期外収縮が出現し，その後，多形性心室期外収縮，二方向性の心室頻拍が出現する．**二方向性心室頻拍は1拍ごとにQRS軸が180°回転し，カテコラミン誘発多形性心室頻拍に特徴的な心電図所見であるが，出現率は低い．

5）その他の特発性心室細動

上記の疾患をすべて除外したうえで，明らかな原因がない心室細動蘇生例が真の（狭義の）特発性心室細動の診断となる．遺伝子検査や家族スクリーニングが診断の補助となることもある．特発性心室細動と診断される疾患の頻度は，新たな診断方法の開発や，不整脈疾患の発見により低下している．CASPER研究では，明らかな器質的心疾

患を認めない心室細動蘇生例のうち 44％にあたる症例が，包括的な検査を行った後にも明らかな診断がつかず，特発性心室細動と診断された．機序や予後については十分わかっていない．

　器質的心機能異常のない心室細動蘇生例の原因検索にあたっては，まず病歴聴取，家族歴の聴取が重要である．Brugada 症候群では夜間や安静時に心室細動が発生することが多く，運動中に心室細動が発生することはまれである．一方，QT 延長症候群（特に 1，2 型）やカテコラミン誘発多形性心室頻拍では交感神経活性と心室細動発生が関連することが多い．家族歴がある場合，遺伝子検査を積極的に行う．高位肋間心電図を含めた 12 誘導心電図検査を行い，Brugada 症候群，QT 時間の延長・短縮，早期再分極の有無を評価する．診断がつかない場合，薬物負荷検査（Brugada 症候群除外のためのナトリウムチャネル遮断薬負荷，QT 延長症候群除外のためのエピネフリン負荷）を検討する．運動負荷検査も遺伝性不整脈疾患の診断に非常に有用な検査である．運動時の QT 延長の有無，カテコラミン誘発多形性心室頻拍を疑う心室期外収縮や心室頻拍の出現の有無，回復期の Brugada 型心電図の顕在化の有無に注目して検査を行う．

C 治療はどうする？

1）Brugada 症候群

　突然死の予防としては植込み型除細動器（ICD）が必要となる．**心室細動既往例はもちろんのこと，不整脈原性失神・痙攣・夜間苦悶様呼吸の既往がある場合，原因不明の失神で電気生理学的検査において 2 連期外刺激以下での心室細動の誘発を認める場合は，ICD の植込みを検討する．**

　心室細動多発時の薬物療法としては，イソプロテレノールの持続点滴（0.01 μg/kg/分〜）が有効である．心室細動予防の経口薬としては，キニジン，ベプリジル，シロスタゾールが有効であると報告されている．また，近年カテーテルアブレーションの有用性も報告されており，右室流出路心外膜側に存在する異常電位を焼灼することで心室細動が抑制され，Brugada 型心電図も消失する．現時点では心室細動ストーム（24 時間で 3 回以上の心室細動ストーム）例で検討する．

2）QT 延長症候群

　QT 間隔の長さは先天性 QT 延長症候群の心イベントリスクに関連し，QTc≧500 msec の例では高リスクとなる．運動中に失神発作を起こした例では，激しい運動を避けるなどの生活指導が重要である．**薬物治療としては，特に 1，2 型の QT 延長症候群や 3 型の女性ではβ遮断薬内服が心イベントの予防に有効であり，無症候例で**

あってもβ遮断薬の適応となる．β遮断薬はアテノロールやメトプロロールなどのβ_1選択性のβ遮断薬よりも，非選択性のβ遮断薬であるプロプラノロールやナドロールの有効性が高いとされている．β遮断薬内服下でも失神発作を繰り返す高リスクの先天性QT延長症候群はICDの適応となる．

TdP出現時には，先天性QT延長症候群では，1型および2型ではβ遮断薬の静注が第一選択と考えられる．カルシウム拮抗薬のベラパミルの静注もQT延長症候群2型患者で有効との報告もある．緊急の処置として硫酸マグネシウム（2gを1～2分かけて投与），徐脈がある場合は硫酸アトロピン（0.5mg）の投与や，体外式ペースメーカを挿入し，心拍数を上げるのも有効である．

3）早期再分極症候群

心室細動の治療にはICD植込みが第一選択となるが，心室細動発作が頻発する場合は，Brugada症候群と同様にイソプロテレノールの静注やキニジンの内服が有効であることが報告されている[4]．早期再分極は不整脈死と関連があるものの，心室細動発生のリスク自体は低く，現時点では将来的な心室細動発生を予測できる絶対的な指標が乏しい．早期再分極は健常者にも多く認める心電図所見であり，検診で見つかる無症候例に関しては経過観察が望ましいと考えられる．

4）カテコラミン誘発多形性心室頻拍

治療としては，運動制限や精神的なストレスの回避といった生活制限に加えて，β遮断薬とフレカイニドの投与が推奨される．薬物治療の効果がみられない場合には，ICD植込みを検討する必要があるが，長期成績については不明である．

5）その他の特発性心室細動

ICD植込みが第一選択となるが，Brugada症候群と比較して，心室細動の再発率が低いとの報告もある．また，当初特発性心室細動と診断されていた疾患のなかには，長期のフォローアップを行うことで心筋症など原因疾患が明らかとなるとの報告もあり，心電図や心機能のフォローアップを継続することも重要である．

まれではあるが，特発性心室細動のなかに，非常に短い連結期（<300msec）の心室期外収縮から引き起こされる心室細動（short-coupled variant of torsade de pointes）がある（図4）．多くは，左室あるいは右室のPurkinje組織由来の心室期外収縮であり，心室期外収縮をターゲットとしたカテーテルアブレーションにより心室細動が抑制可能であることが報告されている．また，右室流出路起源の心室期外収縮から心室細動が誘発される症例もあり，同様にカテーテルアブレーションが有効である．

Ⅱ 疾患各論 知っておきたい循環器希少疾患・病態

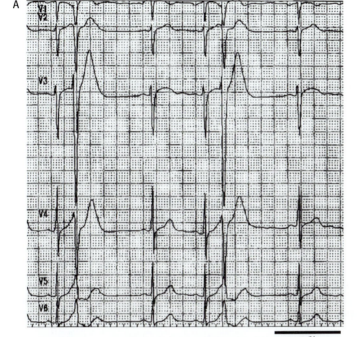

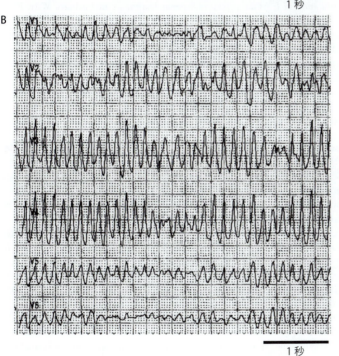

図4 Short-coupled variant of torsade de pointes
連結期の短い（280 msec）心室期外収縮が頻発し（A），その後，心室細動（B）へと移行した．心室期外収縮をターゲットとしたカテーテルアブレーションおよび，ICDの植込みを施行し，心室細動の再発はみられないまま経過している．

d ケアはどうする？

　特発性心室細動例の多くは ICD 植込みが必要となる．若年〜中年で発症するため，ICD 植込み後の長期的な管理が必要となり，**ICD 植込みに伴う，デバイス関連合併症や，うつや不安症など精神心理的な問題に対応していく必要がある**[9]．近年，ペーシング治療の必要のない患者において，皮下植込み型除細動器（S-ICD）が適応となっており，特発性心室細動患者の大半がよい適応となる[10]．デバイス感染が感染性心内膜炎などの全身性感染症となりにくいことや，感染やリード不全を起こした際にもリード抜去が経静脈的 ICD と比較して容易であることが，長期的に ICD を必要とする患者にとって大きなメリットとなり得る．また，不適切ショック作動を極力起こさないようにするため，不必要に頻拍治療設定を低く設けないことも重要である．

◆文献

1) Priori SG et al: HRS/EHRA/APHRS expert consensus statement on the diagnosis and management of patients with inherited primary arrhythmia syndromes: document endorsed by HRS, EHRA, and APHRS in May 2013 and by ACCF, AHA, PACES, and AEPC in June 2013. Heart Rhythm **10**: 1932-1963, 2013

2) Kamakura T et al: Significance of Coronary Artery Spasm Diagnosis in Patients With Early Repolarization Syndrome. J Am Heart Assoc **7**: e007942, 2018

3) Antzelevitch C et al: Brugada syndrome: report of the second consensus conference: endorsed by the Heart Rhythm Society and the European Heart Rhythm Association. Circulation **111**: 659-670, 2005

4) Antzelevitch C et al: J-Wave syndromes expert consensus conference report: Emerging concepts and gaps in knowledge. J Arrhythm. **32**: 315-339, 2016

5) Kamakura T et al: Significance of electrocardiogram recording in high intercostal spaces in patients with early repolarization syndrome. Eur Heart J **37**: 630-637, 2016

6) Schwartz PJ et al: Long-QT syndrome: from genetics to management. Circ Arrhythm Electrophysiol **5**: 868-877, 2012

7) Haïssaguerre M et al: Sudden cardiac arrest associated with early repolarization. N Engl J Med **358**: 2016-2023, 2008

8) Kamakura T et al: Significance of non-type 1 anterior early repolarization in patients with inferolateral early repolarization syndrome. J Am Coll Cardiol **62**: 1610-1618, 2013

9) Kamakura T et al: Evaluation of the necessity for cardioverter-defibrillator implantation in elderly patients with Brugada syndrome. Circ Arrhythm Electrophysiol **8**: 785-791, 2015

10) Kamakura T et al: Impact of electrocardiogram screening during drug challenge test for the prediction of T-wave oversensing by a subcutaneous implantable cardioverter defibrillator in patients with Brugada syndrome. Heart Vessels **32**: 1277-1283, 2017

11) 日本循環器学会ほか：遺伝性不整脈の診療に関するガイドライン（2017 年改訂版），2018．http://www.j-circ.or.jp/guideline/pdf/JCS2017_aonuma_h.pdf（最終確認日：2019 年 6 月 28 日；左記 URL では「2018 年 5 月 10 日更新」版として公開されている）

12) Schwartz PJ et al: QTc behavior during exercise and genetic testing for the long-QT syndrome. Circulation **124**: 2181-2184, 2011

13) Schwartz PJ et al: Long-QT syndrome: from genetics to management. Circ Arrhythm Electrophysiol **5**: 868-877, 2012

B 冠動脈疾患

1 心筋梗塞後症候群 (Dressler 症候群)

a こんな疾患

心筋梗塞後症候群 (post-myocardial infarction syndrome) は急性心筋梗塞の発症 2〜3 週後に発熱や心嚢液貯留，胸痛などの症状を認め，二次性の心膜炎をきたす疾患である．本疾患は，1956 年に William Dressler が急性心筋梗塞発症後に前述の症状を認めた 44 症例を "post-myocardial infarction syndrome" として最初に報告したため "Dressler 症候群" とも称される[1].

1）機序・病態

心筋梗塞後症候群は，開心術後に起こる心膜炎 (post-pericardiotomy syndrome) や，経皮的冠動脈形成術やカテーテルアブレーション，ペースメーカ植込み術，外傷に伴う心膜損傷後に起こる心膜炎 (post-traumatic pericarditis) とともに，"post-cardiac injury syndrome" の 1 つと考えられている．いずれも心膜や心筋を含む心臓への損傷後に発症する心膜炎とされている[2].

発症機序としては不明な点もあるが，障害を受けた心膜中皮細胞に心膜腔に貯留した血液が免疫学的な反応をきたした結果，免疫複合体が心膜や胸膜，肺などに沈着し，炎症反応を生じることが原因とされている．これは，心臓手術後に生じた post-cardiac injury syndrome においてアクチンやアクトミオシンに対する抗体価が上昇しており，ステロイドなどの抗炎症薬に対する治療反応が良好であること，減量や中止によって再燃がみられることがあることからも何らかの免疫学的機序が発症に関連していると考えられている．

2）疫学

過去の論文では 3% 程度の発症率と報告しているが，近年の急性心筋梗塞に対する早期再灌流療法の確立により心筋梗塞に伴う心筋障害が大きく軽減されたため，発症率が 1% 以下と診る機会が少なくなってきている疾患である．

心筋梗塞後症候群発症の危険因子としては，広範な心筋梗塞，若年が挙げられており，過去に心筋梗塞後症候群を発症した症例においては再発の可能性があるとされている．

b 診断の考え方とポイント

急性心筋梗塞発症の2～3週後に発熱や心囊液貯留，胸痛などの症状を認め，炎症反応の上昇（白血球やCRP上昇，赤沈亢進）を認める症例であれば，本疾患を疑うべきである．心膜または胸膜摩擦音聴取は重要な所見であるが，心囊液が増加すると心膜摩擦音は聴取しにくくなる．特に胸痛の性状においては狭心痛との鑑別が重要であり，急性心筋梗塞発症時と異なる胸痛で呼吸によって増強する胸痛は心膜炎，胸膜炎を示唆し，本疾患の発症が疑われる．

心電図では広い誘導でのST上昇やT波陰転化，PR低下をきたすとされているが，しばしばこれらの所見がはっきりしない，または急性心筋梗塞発症後の心電図変化によってST変化が判断しにくいこともある．心囊液が増加すれば低電位を呈する．胸部X線像では心囊液貯留に伴う心拡大や胸膜炎に伴う胸水貯留が認められる．

心囊液貯留は梗塞サイズの大きな急性心筋梗塞では急性期から認めることがある．もちろんoozing ruptureなど機械的合併症も鑑別に上がるが，発症1～3日目には心筋梗塞巣の炎症が近接する心膜に波及することで心膜炎（early post-myocardial infarction pericarditis）をきたす症例が4～5％程度発生するとされている[3]．経過中に心囊液が増加した場合は心筋梗塞後症候群か，oozing ruptureなどの急性心筋梗塞に伴う機械的合併症によるものかの判断は容易ではない．発症時期や臨床経過（発熱や炎症反応の上昇），身体所見による総合的な判断が必要となる．そのためにも特に梗塞サイズが大きな急性心筋梗塞においては定期的な心エコーによる評価が重要である．

c 治療はどうする？

急性心膜炎の治療としては，非ステロイド性抗炎症薬（NSAIDs；イブプロフェンやインドメタシン）やアスピリン，コルヒチンが用いられる．難治例や前述の薬剤にアレルギーがあり使用できない症例においてはステロイドによる治療が一般的である[4]．しかし，心筋梗塞後症候群に対しては，急性心筋梗塞後のNSAIDsやステロイドの投与は心筋梗塞後の治癒過程を阻害し心破裂や冠血管抵抗上昇をきたすため避けるべきとされており，アスピリン（750～1,000 mg，8時間毎）の投与を行うことが推奨されている．1～2週間投与ののち心囊液増加や炎症反応の改善を確認しながら，1～2週間ごとに250～500 mg減量していく．コルヒチンは急性心膜炎の治療および再発予防

に有用であり，心筋梗塞後症候群と機序が同じである post-pericardiotomy syndrome の発生率を低下させる．コルヒチンの追加投与は難治例，再発例において有効であると考えられている[5-7]．

■参考となる症例■

50歳代男性．既往歴は高血圧，脂質代謝異常，糖尿病（いずれも未治療）．
20××年4月×日午前9時頃に胸部圧迫感が出現したが，そのまま仕事を続けていた．仕事後に近医を受診したところ，心電図上Ⅱ，Ⅲ，aV$_F$，V$_{1-3}$誘導でST上昇，心エコーで前壁～前壁中隔および下壁に壁運動低下を認めたため，ST上昇型急性心筋梗塞と診断され，救急外来へ搬送された．
緊急冠動脈造影検査の結果，右冠動脈セグメント1：完全閉塞，左前下行枝セグメント6：完全閉塞の二枝病変であった．心電図から責任病変は右冠動脈と判断し，同部位に経皮的冠動脈形成術を行い，良好な血流を得た（onset to balloon time：15時間，door to balloon time：90分）．心筋逸脱酵素は治療後8時間でpeak out（CK/CK-MB：12,139/1,356 IU/L）した．右冠動脈は閉塞している左前下行枝の側副血行路であったため梗塞サイズも大きく，心エコーでは左室駆出率は20％と低下し，少量の心嚢液貯留を認めていたため慎重にリハビリテーションを行った．
術後18日目に吸気時の胸痛，心エコーでの心嚢液の増加がみられ（図1），CRPが6.12→16.55 mg/mL と上昇した．感染など発熱およびCRP上昇をきたす疾患は否定的で，心電図変化は明らかではないが（図2），臨床経過から心筋梗塞後症候群と診断した．
アスピリン1,000 mgを8時間ごとに投与し経過をみたところ自覚症状および炎症所見も改善したため（図3），バイアスピリンは100 mg，8時間毎まで減量し，心筋梗塞後症候群に対する治療開始後15日目に退院となった．現在まで再発はみられないまま経過している．

d ケアはどうする？

再発の可能性があるため，呼吸によって増強する胸痛や倦怠感，発熱などの心膜炎の再発を疑わせるような症状があれば受診するように指導を行うとともに，日常診療を行うかかりつけ医にも情報提供を行い，疑いがある場合には紹介してもらうような連携が必要である．

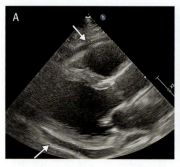
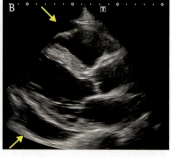

図1 参考となる症例：心エコー経過
A：発症前，B：発症後．心嚢液の増加を認める．

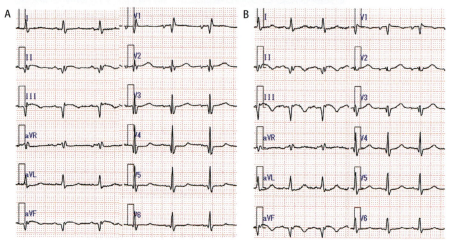

図2 参考となる症例：心電図経過
A：発症前，B：発症後．Ⅱ，Ⅲ，aV_F誘導で新たなT波の陰転化を認めるが，明らかなST上昇はみられない．

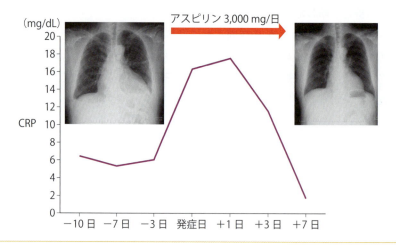

図3 参考となる症例：治療経過
発症時にはCRPの上昇を認めたが，アスピリン開始後CRPは低下し，胸水や心拡大も改善した．

Ⅱ　疾患各論　知っておきたい循環器希少疾患・病態

◇文献

1) Dressler W: The post-myocardial-infarction syndrome: a report on forty-four cases. AMA Arch Intern Med **103**: 28-42, 1959

2) Imazio M, Hoit BD: Post-cardiac injury syndromes. An emerging cause of pericardial diseases. Int J Cardiol **168**: 648-652, 2013

3) Imazio M et al: Frequency and prognostic significance of pericarditis following acute myocardial infarction treated by primary percutaneous coronary intervention. Am J Cardiol **103**: 1525-1529, 2009

4) Adler Y et al: 2015 ESC Guidelines for the diagnosis and management of pericardial diseases: The Task Force for the Diagnosis and Management of Pericardial Diseases of the European Society of Cardiology (ESC) Endorsed by: The European Association for Cardio-Thoracic Surgery (EACTS). Eur Heart J **36**: 2921-2964, 2015

5) Imazio M et al: Meta-analysis of randomized trials focusing on prevention of the postpericardiotomy syndrome. Am J Cardiol **108**: 575-579, 2011

6) Imazio M et al: Colchicine in addition to conventional therapy for acute pericarditis: results of the COlchicine for acute PEricarditis(COPE)trial. Circulation **112**: 2012-2016, 2005

7) Imazio M et al: COlchicine for the Prevention of the Post-pericardiotomy Syndrome (COPPS): a multicentre, randomized, double-blind, placebo-controlled trial. Eur Heart J **31**: 2749-2754, 2010

B 冠動脈疾患

2 川崎病

a こんな疾患

　本疾患は，1967年に川崎富作によって"小児急性熱性皮膚粘膜リンパ節症候群（MCLS）"として報告された，乳幼児期に罹患する原因不明の急性熱性疾患である．急性期の炎症はself-limitedで，病理組織学的には約40日で消退する．心炎として，冠動脈炎，心筋炎，弁膜炎がみられる．冠動脈炎は約10%に冠動脈瘤をきたし，後遺症として虚血性心疾患の原因となり得る．免疫グロブリン大量療法に不応で発熱が10日以上持続する場合，冠動脈瘤が生じやすい．疾患として，急性期の血管炎とそれによる冠動脈障害に分けられる．

1）病態

　全身の中小血管を病変とする高サイトカイン血症である．一過性に免疫担当細胞の活性化状態が生じる．発症に遺伝的・環境要因が関連し，罹患感受性遺伝子としてT細胞の活性化に関連するinositol 1, 4, 5-trisphosphate 3-kinase C（ITPKC）の一塩基多型（SNP）などがある．

　主として冠動脈炎を引き起こすが，炎症は大動脈や腸骨動脈などの弾性動脈から小動脈まで及ぶ．乳児の重症例では，上腕動脈や鎖骨下動脈，内腸骨動脈に瘤が生じることがある．特徴としては実質臓器の外側にある動脈に限られる．

　第6〜8病日に単球/マクロファージの浸潤と中膜の水腫性疎開性変化が生じ，第8〜10病日に汎血管炎に至る．内弾性板と外弾性板が破壊されて血管壁の構築が破綻すると，第11〜18病日に動脈瘤を形成し得る．第25〜40病日に炎症細胞の消退が起こる．

　遠隔期において冠動脈瘤がみられた血管壁では，平滑筋細胞が内膜に遊走，増殖し，血管壁の肥厚が生じる．強い内膜肥厚は線維化や石灰化病変を伴い，局所性狭窄を生じ得る（図1）．血栓性閉塞後再疎通像と推定されているセグメント狭窄の部位では，割面は蓮根状で新生血管周囲に厚い平滑筋細胞層がみられる．

Ⅱ 疾患各論 知っておきたい循環器希少疾患・病態

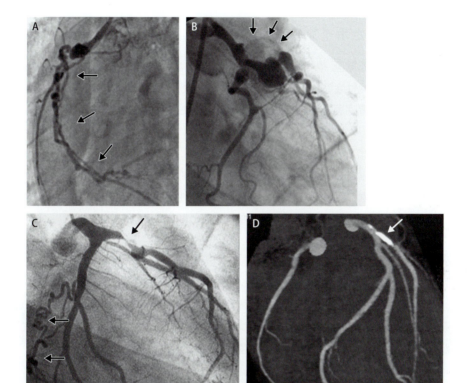

図1 川崎病による冠動脈障害（選択的冠動脈造影）
A：セグメント狭窄，B：左冠動脈分岐部瘤の石灰化，C：セグメント6の石灰化を伴う局所性狭窄と右冠動脈への側副血管，D：セグメント6の冠動脈石灰化（冠動脈CT像）

2) 疫学

　罹患率は日本人が最も高く，人種ではアジア系，アフリカ系，ヨーロッパ系の順に高い．年間罹患数は約1万5000人で，罹患率は0〜4歳人口10万/年につき約300人で微増している．**季節は冬に多い．年齢のピークは9〜11ヵ月で，4歳以下が80%である**．川崎病の主要症状を満たす定型例が80%で，容疑例が20%である．男女比は1.3：1で男性に多く発症し，同胞発症は2%，再発例は4%，親子例は1%である．急性期の心障害は8%，後遺症は3%，巨大瘤（正常周辺冠動脈径の4倍以上または8mm以上の径）は0.2%である．死亡率は0.1%以下である[1]．2018年の時点では25万人以上の成人の川崎病既往者がいるが，虚血性心疾患は約1%と推定される．

b 診断の考え方とポイント

　臨床症状による診断（表1）となるが，出現する症状や炎症の程度には個人差がある．見逃しや，他の急性発熱性疾患や不明熱として診断されている場合もある．不全型や容疑例，川崎病類縁疾患もあり，診断が困難なことも少なくない．

> ■ここに注意！■
> 急性期の症状は自然治癒するため，小児期に川崎病と診断されずに，冠動脈障害が発見されていない患者も存在する．成人期に急性冠症候群の発症や検診が契機となり，川崎病類似の冠動脈障害に気づかれることはまれではない．

1）川崎病冠動脈障害の特徴

　冠動脈障害は冠動脈炎による血管壁障害後に起こる血管リモデリングである．壁構築の破壊の程度に応じて血管のリモデリングが生じる．侵襲の程度を簡易に判断する指標が罹患後2〜3ヵ月の時点での冠動脈瘤径である．

表1 川崎病の診断と治療

主要6症状： ①5日以上続く発熱 ②両側眼球結膜充血 ③口唇発赤：苺舌 ④不定型発疹 ⑤非化膿性頸部リンパ節腫脹 ⑥四肢末端の変化：（急性期）硬性浮腫，掌の紅斑，（回復期）指先からの膜様落屑
定型：主要症状5/6以上，または主要症状4/6＋冠動脈瘤 不全型：主要症状が4/6以下で他の疾患が否定できるもの
留意すべき参考条項：BCG接種部位の発赤・痂皮化，胆嚢腫大，下痢，関節炎・関節痛，麻痺性イレウス，顔面神経麻痺，無菌性髄膜炎，痙攣・意識障害，咽後膿瘍，羞明
検査所見： （急性期）白血球（好中球）増加，CRP高値，貧血，ビリルビン高値，アルブミン低下，肺野の異常陰影，膿尿 （回復期）血小板増加
治療： アスピリン（30mg/kg/日），免疫グロブリン（1〜2g/kg/日単回投与），ステロイド 【免疫グロブリン不応例への追加治療】シクロスポリン，血漿交換療法，インフリキシマブ（抗TNF-α製剤）

（文献5より改変）

冠動脈瘤は主要な冠動脈近位部に好発し，右冠動脈セグメント 1，左冠動脈分岐部セグメント 5，左前下行枝セグメント 6 に多い．

なかでも，**巨大瘤は川崎病罹患後 2 年以内に血栓性閉塞をきたしやすく，急性心筋梗塞の原因となり得る**．血栓形成は，巨大瘤における，①血管内皮機能の異常，②血液のうっ滞，③血管炎後の凝固・線溶系の亢進の 3 つの因子による（Virchow's triad）．巨大瘤は，遠隔期に局所性狭窄や完全閉塞，セグメント狭窄などの狭窄性病変をきたし得る（図 1）．

冠動脈閉塞において，約 2/3 は無症候性（偶発的に発見される）で，良好な側副血管が発達し得る．非貫壁性の心筋梗塞の場合は心機能は保たれている場合が多い．

急性期における 6 mm 未満の冠動脈瘤は，罹患後 1 年以内に退縮（血管造影上瘤が消失し内腔がほぼ正常に見える）することが多い．4 mm 以上の冠動脈瘤では，遠隔期に壁肥厚，加齢に伴い冠動脈壁の石灰化がみられる．6〜8 mm 以上の冠動脈瘤をきたし退縮した場合でも，5〜10 年後に局所性狭窄，完全閉塞の出現や血管壁の内皮機能異常に生活習慣病によるリスクファクターが加わり，急性心筋梗塞の発症があり得る．

小児期の心筋梗塞の既往や無症候性の冠動脈閉塞による低心機能症例は，成人期になり虚血性心疾症の進行とともに，致死性不整脈の出現による突然死をきたし得る．

2) 冠動脈障害・心筋虚血の診断

a) スクリーニング

急性期の冠動脈瘤は経胸壁心エコー検査によりスクリーニングを行う．

胸骨左縁第 2〜3 肋間，大動脈短軸断面から左右冠動脈の近位部を描出し，拡大の有無をみる．右冠動脈の描出は右側臥位からアプローチする．成人で経胸壁心エコー検査による描出が困難な場合は，経食道心エコー検査で描出できる場合もある．

検診において，胸部 X 線像の心陰影に重なるリング状の石灰化から冠動脈瘤に気づいたり，12 誘導心電図での R 波の減高，ST-T 異常が診断の契機となることがある．成人では CT 像による冠動脈の石灰化のスクリーニングが有用である（図 1）[2]．

b) 確定診断と治療適応

冠動脈 CT や核磁気共鳴（MR）による冠動脈造影，心臓カテーテル検査による選択的冠動脈造影により確定診断を行う．カテーテルインターベンション（PCI）の際には，血管内エコー（IVUS）や光干渉断層法（OCT）で瘤や退縮部位における冠動脈壁の肥厚を評価する．

RI 心筋血流イメージングやトレッドミル検査により心筋虚血の有無を診断する．経胸壁心エコー検査のアデノシン三リン酸（ATP）負荷やドプラワイヤーにより冠血管予備能（coronary flow reserve：CFR）が測定可能である．血流予備量比（fractional flow reserve：FFR) による冠血行再建術の適応が考慮される.

C 治療はどうする？

心筋梗塞発症の有無，それによる心筋障害の程度が予後を決定し得る．心事故発症のリスクは，急性期にどの程度の大きさの冠動脈瘤が片側，または両側に存在するかによる[3].巨大瘤は高リスクである．**虚血性心疾患の治療に準じるが，加齢に伴う粥状動脈硬化とは異なる側面があることに留意する**.

1) 薬物治療

冠動脈後遺症のある患者は抗血小板薬の内服が推奨される．巨大瘤のある場合は，抗血小板凝集薬と罹患後 2 年以内のワルファリンの併用が有用である.

心筋梗塞後の予後改善に，アンジオテンシン変換酵素 (angiotensin converting enzyme：ACE) 阻害薬，β遮断薬の導入を考慮する．非持続性心室頻拍のある低心機能症例において，致死性不整脈の予防にアミオダロンやアブレーション，植込み型除細動器 (implantable cardioverter defibrillator：ICD) による治療を考慮する.

2) 冠血行再建術

狭窄性病変があり，症状や心筋虚血が認められる場合に冠血行再建術の対象となる．しかし，狭心痛や胸痛などの自覚症状を訴えることはまれである．多枝狭窄性病変のある症例では運動後に失神することがある．選択肢としては PCI と冠動脈バイパス術 (CABG) があり，緊急と待機的な場合がある.

a) 緊急適応

急性心筋梗塞を発症した場合で，乳幼児では血栓溶解療法 (経静脈，冠注)，成人では PCI が施行される．原因は，冠動脈瘤内血栓による冠動脈完全閉塞であり，血栓に対する治療が主体となる．まず血栓吸引が施行されるが，血栓は大量のため吸引のみでは無効な場合がある．経皮経管的冠動脈バルーン形成術の追加が有用である．再梗塞があるため，後療法が重要である．ステントの使用については慎重な判断が必要である．大量の血栓により病変血管を過小評価することがある.

b) 待機的適応

PCI による狭窄解除か CABG よる血行再建の選択となる．狭窄性病変の数 (一枝，多枝)，形態だけではなく，年齢，体格，内服のコンプライアンス，生活設計などから考慮する．PCI と CABG を組み合わせ，生涯長期にわたる冠血行再建を維持する必要がある.

c）局所性狭窄の場合

　ほとんどの場合，強い石灰化病変を伴っており，ロータブレータ（percutaneous transluminal coronary rotational atherectomy：PTCRA）が必要となる．PTCRA施行後の高圧バルーンによる拡張は遠隔期に同部位に新生瘤をきたすため，避けるべきである．また，ステント留置についても遠隔期に新生瘤やステントのフラクチャーが報告されている．

d）CABG の考え方

　CABG の頻度は川崎病既往患者の 0.5％未満である．多枝病変では CABG が勧められる[4]．対象は小児期から成人期に至るまで年齢層が広い．同一症例においても，主要三枝の狭窄性病変の進行の程度は異なり，各病変における至適介入時期は異なるため，CABG の至適介入時期の判断は難しい．グラフトとしては内胸動脈が最も適しており，乳幼児でも可能である．1 年以上開存した内胸動脈グラフトは 20 年以上の開存が期待できる．

d ケアはどうする？

　冠動脈障害がある場合，就学中は運動制限について学校管理区分表の提出が求められる．狭窄性病変のない場合は運動制限は不要である．冠動脈異常所見を確認し，継続的な治療が行われている場合は小児慢性特定疾患の対象となり，治療費の補助が受けられる．冠動脈障害があっても無症状であるため，18 歳以降通院を中断する患者が少なくない．心筋虚血がない場合，冠動脈障害合併患者の出産は可能である．学童期以降において，患者への教育と説明が必要である．

◇文献

1) 日本川崎病研究センター川崎病全国調査担当グループ：第 24 回川崎病全国調査成績，2017. http://www.jichi.ac.jp/dph/kawasakibyou/20170928/mcls24report.pdf（最終確認日：2019 年 6 月 28 日）
2) Tsuda E et al: Clinical features in adults with coronary arterial lesions caused by presumed Kawasaki disease. Cardiol Young **17**: 84-89, 2007
3) Tsuda E et al: Cardiac events and the maximum diameter of coronary artery aneurysms in Kawasaki Disease. J Pediatr **188**: 70-74, 2017
4) 日本循環器学会ほか：川崎病心臓血管後遺症の診断と治療に関するガイドライン（2013 年改訂版），2018. http://www.j-circ.or.jp/guideline/pdf/JCS2013_ogawas_d.pdf（最終確認日：2019 年 6 月 28 日；左記 URL では「2018/8/27 更新版」として公開されている）
5) 厚生労働省川崎病研究班：川崎病診断の手引き，改訂 5 版，2002. http://www.jskd.jp/info/pdf/tebiki.pdf（最終確認日：2019 年 6 月 28 日）

C 弁膜疾患

1 Ebstein 病

a こんな疾患

Ebstein 病は 200,000 の出生児に対し 1〜5 人程度発生すると極めてまれな先天性心疾患であり，全先天性心疾患のうち 1％未満と報告されている[1].

Ebstein 病は三尖弁と右室の奇形を伴う疾患であり，次のような特徴が挙げられる.

①三尖弁の中隔尖と後尖の心筋への付着を認める［発生段階でこれらの弁の内膜からの剥離 (delamination) が不十分で生じるとされている］(図 1).
②機能的三尖弁輪の心尖部への偏位 (displacement) を認める（中隔尖＞後尖＞前尖の順に頻度が高い）.
③右室の右房化部分（右房化右室）の拡大と右室壁の肥大や壁菲薄化，右室機能異常を認める.
④三尖弁前尖は伸長し，時に穿孔を伴う.
⑤右房と右室の接合部（真の三尖弁輪）の拡大を認める[2, 3].

Carpentier 分類 (図 2) に診られるように病型は多様である．さらに病状も合併症によって極めて多彩で，胎児死亡する症例から新生児期に開心術を要する症例，無症状のまま経過し剖検で発見される症例とさまざまである．成人期に Ebstein 病が診断される状況としては，WPW 症候群や心房不整脈を伴い偶然発見されるものが最多であり[4]，そのほかには右心不全に伴う浮腫や労作時呼吸困難，心房間シャントがある症例では奇異性塞栓が契機で診断される状況が挙げられる.

b 診断の考え方とポイント

Ebstein 病の**心エコー検査での最大の特徴は三尖弁の心尖部への displacement** で，僧帽弁前尖の付着部位と三尖弁中隔尖の距離は体表面積で補正し，8 mm/m^2 以上あれ

Ⅱ 疾患各論 知っておきたい循環器希少疾患・病態

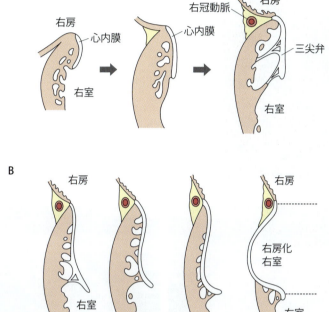

図1 三尖弁の右室心筋からの剝離（delamination）の過程
A：正常では，胎生期に心内膜心筋の内膜が徐々に心筋から分離していき，心筋成分を失っていく．剝離にともない腱索も形成され，弁の性状も完成されていく．
B：剝離が上手くいかない例では，右室心筋に三尖弁が付着したままになってしまい，Ebstein病の大きな特徴となっている．4つの図は左から右にいくほど重症のEbstein病を示す．

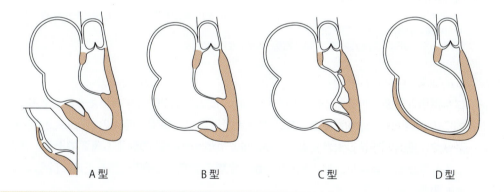

図2 Carpentier 分類
A型：機能的右室の容量が適切であるもの，B型：右房化した部分は拡大しているが，三尖弁の前尖は自由に動けるもの，C型：三尖弁前尖の動きが著しく制限され，右室流出路の閉鎖をきたすもの，D型：小さな漏斗部を除いて，ほとんどすべての右室が右房化しているもの

75

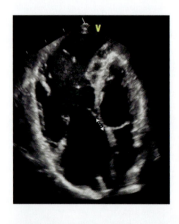

図3 Ebstein 病の心エコー所見
三尖弁中隔尖の付着位置は僧帽弁の付着位置より 22 mm（15.7 mm/m²）心尖部に偏位（displacement）している（←⋯→）.

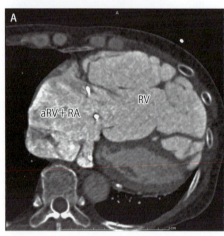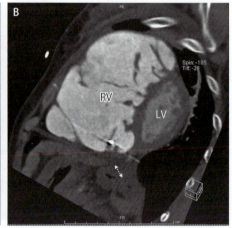

図4 Ebstein 病の造影 CT 所見
A：横断面，B：矢状面．右室の著明な拡大と多数の右室内隔壁構造を認め，右房と右房化右室を合計した領域も著明に拡大している．
RV：右室，aRV：右房化右室，RA：右房，LV：左室

ば本疾患と診断される[2]．小児では 15 mm，成人では 20 mm を超えることも多い[5]．図3の症例でも 22 mm であった．中隔尖だけでなく後尖，前尖の displacement の評価や，前尖が伸長し大きく動く "sail-like movement" の評価も重要である．また，三尖弁修復術の観点からも，三尖弁閉鎖不全症の重症度と逆流位置を正確に評価することも重要である．

また，右心系のサイズ計測や全体像の把握には，心エコーでは不十分な場合が多く，CT や MRI などの他のイメージングモダリティも活用する（図4）．

三尖弁異形成（tricuspid valve dysplasia）との鑑別が必要となることがあるが，三

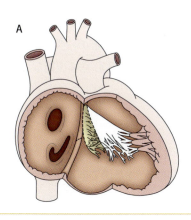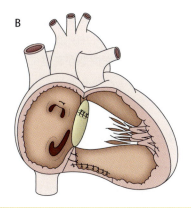

図5 cone 手術の模式図
cone 手術では，三尖弁の中隔尖を完全に剝離し，剝離した弁を真の三尖弁輪に縫着する．そして，弁同士を錐体（cone）状に再形成する．最後に右房化した右室を縫縮し，心房間交通を閉鎖する．

（文献11を参考に作成）

尖弁異形成では通常，機能的右室は大きく，さらに三尖弁は右室心尖部方向に開口している．それに対し，**Ebstein 病では機能的右室は小さく，三尖弁は右室流出路方向に開口している**．右室が高度に拡大し，収縮力が低下した症例では右室異形成症との鑑別が必要になるが，右室異形成症では通常三尖弁の displacement は認めない．

C 治療はどうする？

日本循環器学会が発表している 2018 年の診療ガイドライン[6]によれば，Ebstein 病での外科的治療（**三尖弁形成術**または**三尖弁置換術**，必要に応じて**心房中隔欠損閉鎖術**）の適応例は，①有症状症例あるいは運動耐容能低下例，②チアノーゼ症例，③奇異性血栓の既往，④胸部 X 線にて進行する心拡大，⑤進行性の右室拡大あるいは右室収縮能低下，を認める症例とされている．

術式については三尖弁置換術から三尖弁形成術まで幅広く行われているが，近年では形成術の成績も良いと報告されている[7]．三尖弁形成術のなかでも cone 手術は良好な手術成績が報告されている（図5）[8]．また，右室機能不全を伴った Ebstein 奇形の成人症例では，1.5 心室修復術（one and a half ventricle repair）を行うことで右室容量負荷を減じさせ，成人期でも有効性が報告されている[9]．

Ebstein 奇形では WPW 症候群や心房不整脈の報告は多く，その一方で心室頻拍の報告は比較的少ない[10]．

Ebstein 病は極めてまれな先天性心疾患であるが，成人期に到達する症例も増加して

いる．また，三尖弁の異常だけでなく右室の異常も伴い，極めてスペクトラムの広い疾患である．重症の三尖弁閉鎖不全に対しては cone 手術などの三尖弁形成術が行われることが多いが，右室機能が高度に低下した症例では 1.5 心室修復術などの特殊な外科手術が行われることがある．

d ケアはどうする？

本症は指定難病となっており，医療費助成制度があるので申請を行う．三尖弁閉鎖不全と右心不全は時に進行性であり，侵襲的治療を含めた治療介入の時期を見逃さないように十分に留意する．先天性心疾患に経験豊富なチームや医療機関にも相談をする．

◇文献

1) Dearani JA, Danielson GK: Congenital Heart Surgery Nomenclature and Database Project: Ebstein's anomaly and tricuspid valve disease. Ann Thorac Surg **69**: S106-S117, 2000
2) Edwards WD: Embryology and pathologic features of Ebstein's anomaly. Prog Pediatr Cardiol **2**: 5-15, 1993
3) Attenhofer Jost CH et al: Ebstein's anomaly. Circulation **115**: 277-385, 2007
4) Celermajer DS et al: Ebstein's anomaly: presentation and outcome from fetus to adult. J Am Coll Cardiol **23**: 170-176, 1994
5) Ammash NM et al: Mimics of Ebstein's anomaly. Am Heart J **134**: 508-513, 1997
6) 日本循環器学会ほか: 成人先天性心疾患診療ガイドライン(2017 年改訂版)，p82-86，2018．http://www.j-circ.or.jp/guideline/pdf/JCS2017_ichida_h.pdf(最終確認日：2019 年 6 月 28 日)
7) Hetzer R et al: The long-term impact of various techniques for tricuspid repair in Ebstein's anomaly. J Thorac Cardiovasc Surg **150**: 1212-1219, 2015
8) Holst KA et al: Improving Results of Surgery for Ebstein Anomaly: Where Are We After 235 Cone Repairs? Ann Thorac Surg **105**: 160-168, 2018
9) Al-Najashi KS et al: Mid-term outcomes in adults with ebstein anomaly and cavopulmonary shunts. Ann Thorac Surg **88**: 131-136, 2009
10) Obioha-Ngwu O et al: Ventricular Tachycardia in Ebstein's Anomaly. Circulation **104**: E92-E94, 2001
11) Anderson HN et al: Cone reconstruction in children with Ebstein anomaly: the Mayo Clinic experience. Congenit Heart Dis **9**: 266-271, 2014

D 心筋疾患

1 不整脈原性右室心筋症

a こんな疾患

1）機序・病態

　不整脈原性右室心筋症（arrhythmogenic right ventricular cardiomyopathy/dysplasia：ARVC/D）は，心室不整脈と右室心筋の線維脂肪置換を特徴とする心筋症である[1]．近年，心筋細胞間接着に関与するデスモゾーム構成蛋白の遺伝子異常が ARVC/D の主たる病因と考えられている[2,3]．遺伝子異常は約 3〜6 割の症例に検出され，多くは常染色体優性遺伝であり，**家族内発症が約 3〜5 割の症例にみられる**．

　デスモゾームの機能不全により力学的負荷が生じると，心筋は細胞死および脱落をきたし，線維脂肪組織に置換される．このような組織学的変化は心機能低下の原因となり，心室不整脈の発生基盤となる．特に，壁厚が左室より薄い右室では，力学的負荷の影響をより受けやすく病変の進行につながると考えられる．また，デスモゾームの異常は，発生学的に間葉系細胞の心筋細胞への分化プロセスにも影響を及ぼすことが示されている．第 2 心臓予定領域から右室流出路が形成される際，未分化な間葉系細胞は Wnt シグナルが作用すると心筋細胞に分化し，作用しない場合は転写因子 PPARγ を介して脂肪細胞に分化する．ARVC/D では，デスモゾームから外れたプラコグロビンが核内に移行して PPARγ に作用し，脂肪細胞への分化が誘導されると想定されている[4,5]（**図 1**）．

　ARVC/D の病変は左室に及ぶ場合もあるが，その頻度は 16〜76％と報告により幅がある．デスモプラキンの変異を有する症例は，左心不全の頻度が高いことが示されている[6]．

2）疫学

　発生頻度は約 1,000〜5,000 人に 1 人であり，青壮年期の男性に多い[1]．若年性心臓突然死の剖検例による検討では，約 1 割に ARVC/D を示唆する病理学的所見が観察されている[7]．

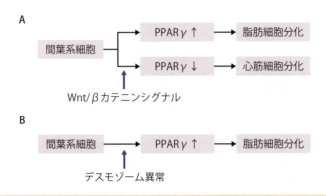

図1 ARVC/D の発症機序
A：右室流出路の発生における間葉系細胞の分化，B：ARVC/D

（文献5より改変）

3）病期

　ARVC/D は大きく3つの病期に分けられる[1]．早期（early phase, concealed phase）は構造的異常がないかあっても軽度で，むしろ不整脈リスク（運動時）が高い．若年では最初の心事故が突然死ということもある．顕性期（overt phase, electrical phase）では，症候性不整脈（心室頻拍など）が出現し，右室を中心とした（一部は左室にも）構造的異常が認められる．後期（later phase, diffuse disease phase）は，さらに右室および左室の心筋傷害が進行し，右心不全あるいは両心不全が病態の中心となる．

b 診断の考え方とポイント

　ARVC/D の診断は，心室頻拍とともに右室優位の拡張と収縮能低下が基本である[1]．しかし，病期が示すように一生にわたり，緩徐に進行するため，早期では構造的変化が軽微であり，診断が難しい．また，進行すると右室のみならず左室の心筋傷害も目立ってくる．ARVC/D はまず疑うことから始まる．**一見「特発性」で済まされがちな右室起源の不整脈を有する患者をみた場合，特に右室の構造異常の有無，そして経年的な観察が必要**である．現在では，2010年に出された Task Force Criteria（TFC）で大項目と小項目を加算して診断を行う[8]（表1）．また，この項目の加算が多いほど予後も悪いという報告がある[9]．

Ⅱ　疾患各論　知っておきたい循環器希少疾患・病態

表1　2010 Task Force Criteria（TFC）による ARVC/D の診断基準

Ⅰ．広範あるいは限局した機能低下および構造異常
〈大項目〉 2D エコー ●限局性の右室壁運動消失，奇異性運動，心室瘤 ●かつ下記項目（拡張終末期）の 1 つ 　●PLAX RVOT≧32 mm（BSA 補正≧19 mm/m^2） 　●PSAX RVOT≧36 mm（BSA 補正≧21 mm/m^2） 　●あるいは fractional area change（FAC）≦33% MRI ●限局性の右室壁運動消失，奇異性運動，非同期右室収縮 ●かつ下記項目の 1 つ 　●右室拡張末期容積 /BSA≧110 mL/m^2（男性），≧100 mL/m^2（女性） 　●あるいは右室駆出率≦40% 右室造影 ●限局性の右室壁運動消失，奇異性運動，心室瘤
〈小項目〉 2D エコー ●限局性の右室壁運動消失，奇異性運動 ●かつ下記項目（拡張終末期）の 1 つ 　●PLAX RVOT≧29 から＜32 mm（BSA 補正≧16 から＜19 mm/m^2） 　●PSAX RVOT≧32 から＜36 mm（BSA 補正≧18 から＜21 mm/m^2） 　●あるいは右室駆出率≧33 から＜40% MRI ●限局性の右室壁運動消失，奇異性運動，非同期右室収縮 ●かつ下記項目の 1 つ 　●右室拡張末期容積 /BSA≧100 から＜110 mL/m^2（男性），≧90 から＜100 mL/m^2（女性） 　●あるいは右室駆出率≧40 から＜45%

Ⅱ．組織所見
〈大項目〉 ●形態計測解析で残存心筋＜60%（あるいは推定で＜50%），心筋生検 1 サンプル以上で右室自由壁の線維性置換を伴う（ただし組織の脂肪置換の有無にかかわらず）
〈小項目〉 ●形態計測解析で残存心筋≧60 から＜75%（あるいは推定で≧50 から＜65%），心筋生検 1 サンプル以上で右室自由壁の線維性置換を伴う（ただし組織の脂肪置換の有無にかかわらず）

Ⅲ．再分極異常
〈大項目〉 ●＞14 歳で右側前胸部誘導（V$_{1-3}$）あるいはそれを越えた誘導での陰性 T 波（120 msec 以上の完全右脚ブロックがない場合）
〈小項目〉 ●＞14 歳で V$_{1,2}$ 誘導（120 msec 以上の完全右脚ブロックがない場合）あるいは V$_{4-6}$ での陰性 T 波 ●＞14 歳で V$_{1-4}$ 誘導での陰性 T 波（完全右脚ブロックがある場合）

（次ページにつづく）

表1 2010 Task Force Criteria（TFC）による ARVC/D の診断基準（つづき）

IV. 脱分極・伝導異常

〈大項目〉
- 右側前胸部誘導（V_{1-3}）でのイプシロン波（QRS 波終末と T 波の始まりの間に認められる再現性を持った低電位信号）

〈小項目〉
- 加算化平均心電図で3項目中1項目以上で遅延電位陽性（標準心電図で QRS 幅が≧110 msec でない場合）
- filtered QRS duration（fQRS）≧114 msec
- duration of terminal QRS＜40 μV（LAS_{40}）≧38 msec
- root-mean-square voltage of terminal 40 msec≦20 μV（RMS_{40}）≦20 μV
- $V_{1,2}$ あるいは V_3 誘導で S 波の底部から QRS 終末（R' も含む）までの QRS の terminal activation duration≧55 msec（完全右脚ブロックがない場合）

V. 不整脈

〈大項目〉
- 左脚ブロック型・上方軸（II，III，aV_F 誘導で陰性あるいは極性不定 QRS，aV_L 誘導で陽性 QRS）の非持続性あるいは持続性心室頻拍

〈小項目〉
- 左脚ブロック型・下方軸の右室流出路型（II，III，aV_F 誘導で陽性 QRS，aV_L 誘導で陰性 QRS），あるいは不定軸の非持続性あるいは持続性心室頻拍
- Holter 心電図で＞500 回/24 時間以上の心室期外収縮

VI. 家族歴

〈大項目〉
- 本診断基準で ARVC/D と診断された1親等の親族
- 剖検ないし手術時に組織学的に ARVC/D と診断された1親等の親族
- 評価中の患者において，ARVC/D と関連しているか，おそらく関連していると分類された遺伝子の病的変異の同定

〈小項目〉
- 本診断基準を満たすがどうか判断できないが，ARVC/D を疑う1親等の親族
- 1親等の親族で ARVC/D に伴うと疑われる若年突然死（＜35歳）
- 病理学的あるいは本診断基準により ARVC/D と診断された2親等の親族

診断確定：大項目2つ，あるいは大項目1つおよび小項目2つ，あるいは異なるカテゴリーからの小項目4つ
境界：大項目1つおよび小項目1つ，あるいは異なるカテゴリーからの小項目3つ
可能性：大項目1つ，あるいは異なるカテゴリーからの小項目2つ
PLAX：傍胸骨長軸像，RVOT：右室流出路，BSA：体表面積，PSAX：傍胸骨短軸像

（文献8より改変）

1）12誘導心電図

　　右室の心筋傷害，再分極障害を示す V_{1-3}（あるいは V_3 を超えて V_4 まで）の陰性 T 波（完全右脚ブロックを伴わない）は**重要**である（図 2F）．RSR' パターン（完全あるいは不完全右脚ブロック）を示すことも多いが，特異度が低い．脱分極異常を示すイプシロン波（$V_{1,2}$）は ARVC/D に特徴的である（図 2F）．また，左脚ブロック型の心室頻拍（右室起源）も重要であるが（表1，図 2E），特発性右室流出路頻拍など他疾患によることも多いため，そのもの自体では診断できない．

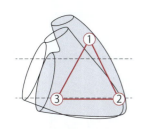
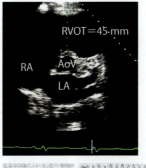
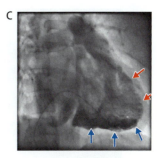
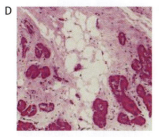
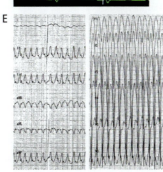
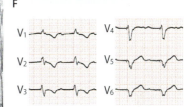

図2　ARVC/Dの診断
A：triangle of dysplasia；①右室流出路，②右室心尖部，③右室流入路の三尖弁下
B：2Dエコー；傍胸骨短軸像による右室流出路≧32 mm
C：右室造影；右室流出路瘤（↓）と下壁基部壁運動消失（↑），三尖弁逆流
D：心内膜心筋生検像；心筋萎縮と線維脂肪置換
E：12誘導心電図；左脚ブロック型・下方軸の右室流出路型の心室頻拍
F：12誘導心電図；右側前胸部誘導（V_{1-3}）での陰性T波とイプシロン波

2）心エコー

　右室の形態異常（右室拡大，局所的心室瘤，部分的拡張）と収縮能低下が重要である（図3A）．TFCでは心エコーでの診断基準の指標として，全体的あるいは局所的な右室形態変化と右室機能障害の指標が示されている（表1，図2B）．左室浸潤例では，左室の拡大や収縮能低下も認められる．

3）CT

　右室の拡張と右室心筋内の脂肪浸潤が特徴的である．右室流出路，右室流入路の三尖弁下，右室心尖部（triangle of dysplasia）がARVC/Dの傷害好発部位とされている．同部位での心外膜側脂肪浸潤像と壁の菲薄化が特徴的で，肉柱や心室中隔右室側に脂肪浸潤も認めることがある．また，右室自由壁の小さな心室瘤（scalloping, bulging）も特徴的である．左室浸潤例では左室自由壁などに限局した病変が認められる．

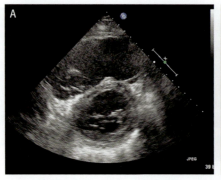
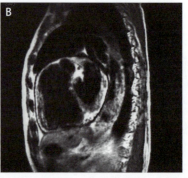

図3 ARVC/Dにおける右室拡張
　　A：2Dエコー（短軸）；右室拡張，B：MRI；右室拡張と壁の菲薄化，心外膜側の脂肪浸潤．

4）心臓MRI

　右室の拡張と壁運動異常がARVC/Dの診断に重要である．特に右室流出路の拡張や局所の壁運動低下，右室瘤は，ARVC/Dに特徴的な所見である．心外膜側の脂肪浸潤像が認められる（図3B）．TFCの診断基準にはMRIが入っており，右室の拡大と収縮能低下，右室局所の壁運動異常，瘤形成は重要な指標である（表1）．

5）右室造影

　心臓カテーテル検査時に右室造影を行うと，ARVC/Dでは右室の拡張と収縮能低下を認める．特に前述したtriangle of dysplasiaでの局所壁運動異常が認められ，右室の肉注形成が目立つこともある（図2C）．

6）心筋生検

　右室心内膜からの心筋生検にて，心筋の脱落と線維脂肪置換がみられるのが特徴である（図2D）．しかし，脂肪織の浸潤はARVC/Dに特異的でない．TFCでは脂肪織の有無にかかわらず，線維性置換の程度が診断の判断になり，形態計測解析で残存心筋が60％未満（あるいは推定で50％未満）が大項目に挙げられている（表1）．

7）加算化平均心電図

　ARVC/Dでは比較的大きなリエントリー回路を有することが多く，局所の遅延伝導部位を示唆する心室遅延電位，脱分極異常が指摘されてきた．また，イプシロン波は右室興奮の遅延を反映しているといわれるが（図2F），QRS波終末部の遅延電位と捉えられる．このため，ARVC/Dでは加算化平均心電図での心室遅延電位（late potential）

II　疾患各論　知っておきたい循環器希少疾患・病態

が陽性になることが多い．TFC でも ARVC/D の診断項目になっているが（表1），不整脈事故の予知になるかは定まっていない．

c 治療はどうする？

各病期によっても異なるが，**不整脈治療，心不全治療，抗凝固療法が中心**となる．

1）不整脈治療

突然死の高リスク例（持続性心室頻拍あるいは心室細動の既往，重度の右室収縮能低下や左室機能低下）は植込み型除細動器（ICD）の適応になる[10]．さらに，原因不明の失神，非持続性心室頻拍，中等度の右室および/あるいは左室の収縮能低下を有する場合も ICD 治療を選択肢として考慮しておく[10]．抗不整脈薬としては，左室機能が保たれている場合は I 群抗不整脈薬やソタロールが有効である．心機能低下などが進行するとアミオダロンが有用である．リエントリー回路を形成している不整脈基質（瘢痕組織間峡部の伝導遅延部位）に対するカテーテルアブレーション治療も有効性が高いが，進行性疾患のため治療後も新たな回路が発生する可能性が高い．

2）心不全治療

心機能低下例（特に左室傷害例）には，β遮断薬やアンジオテンシン変換酵素（ACE）阻害薬，利尿薬が使用される．右心不全が優位となるため利尿薬が主となり，進行するとうっ血肝に伴う低アルブミン血症，腹水，浮腫のコントロールに難渋する例もある．左室収縮能低下例には心臓再同期療法もオプションとなるが，有効性は定まっていない．心臓リハビリテーションも期待される．心臓移植も適応となるが，待機中に増悪すると両心室補助人工心臓を考慮しなければならず，厳しい管理を迫られる．

3）抗凝固療法

左室傷害例では低心機能に伴う心原性塞栓が少なからず出現する．さらに病期が進行すると心房細動など上室頻脈性心房細動が出現し，さらに心原性塞栓のリスクが上がる．右心不全例では，右心負荷が大きいことから卵円孔開存による奇異性塞栓も起こることもある．抗凝固療法の積極的な導入と継続が考慮される．

d ケアはどうする？

ARVC/D は若年者やアスリートで運動中の突然死リスクが高い．このような例では

競技スポーツを控えること，体育や部活での運動制限を指導すること，家族や指導者に
AED を含めた心肺蘇生の対応ができるよう説明しておくことが必要である．本人の将
来にも関わることで社会的，心理的側面からもサポートを行う．一方，進行例では難治
性心不全 (stage D) となることが多いため，心不全入院を繰り返す例には早期から緩
和医療を導入することが望まれる．

◇文献

1) Basso C et al: Arrhythmogenic right ventricular cardiomyopathy. Lancet **373**: 1289-1300, 2009
2) McKoy G et al: Identification of a deletion in plakoglobin in arrhythmogenic right ventricular cardiomy-opathy with palmoplantar keratoderma and woolly hair (Naxos disease). Lancet **355**: 2119-2124, 2000
3) Rampazzo A et al: Mutation in human desmoplakin domain binding to plakoglobin causes a dominant form of arrhythmogenic right ventricular cardiomyopathy. Am J Hum Genet **71**: 1200-1206, 2002
4) Gracia-Gras E et al: Suppression of canonical Wnt/beta-catenin signaling by nuclear plakoglobin reca-pitulates phenotype of arrhythmogenic right ventricular cardiomyopathy. J Clin Invest **116**: 2012-2021, 2006
5) 古川哲史：不整脈原性右室心筋症．そうだったのか！ 臨床に役立つ心臓の発生・再生，メディカル・サイエンス・インターナショナル，東京，p92-94，2015
6) Calkins H et al: Risk stratification in arrhythmogenic right ventricular cardiomyopathy. Circulation **136**: 2068-2082, 2017
7) Thiene G: Sudden cardiac death and cardiovascular pathology: from anatomic theater to double helix. Am J Cardiol **114**: 1930-1936, 2014
8) Marcus FI et al: Diagnosis of arrhythmogenic right ventricular cardiomyopathy/dysplasia: proposed modification of the task force criteria. Circulation **121**: 1533-1541, 2010
9) Kikuchi N et al: Long-Term Prognostic Role of the Diagnostic Criteria for Arrhythmogenic Right Ventricular Cardiomyopathy/Dysplasia. JACC Clin Electrophysiol **2**: 107-115, 2016
10) Corrado D et al: Treatment of Arrhythmogenic Right Ventricular Cardiomyopathy/Dysplasia: An International Task Force Consensus Statement. Circulation **132**: 441-453, 2015

D 心筋疾患

2 拘束型心筋症

a こんな疾患

　拘束型心筋症（restrictive cardiomyopathy：RCM）は，拡張障害を基本病態とし，原因や全身疾患との関連が明らかではない特発性心筋症の 1 つに分類されている[1]．主として小児期に重篤な心不全症状を呈することが多く，まれな心疾患である．本項では RCM の臨床的特徴や診断，治療について概説する．

1）疫学

　1998 年に実施された厚生省特発性心筋症調査研究班の全国調査によると，RCM の全国推計患者数は約 300 人であり，**有病率は人口 10 万人あたり 0.2 人**で極めてまれな疾患である[2]．海外のレジストリー研究によると，RCM は小児期の心筋症の 4.5％程度とされている[3]．

2）病態

　一般に RCM という場合は特発性つまり原因不明の疾患を指すが，成人ではさまざまな疾患に伴い RCM 様病態を呈することもある（二次性 RCM；表 1）．小児では胎児期

表 1 RCM 様病態を呈する心内膜心筋疾患

1. 特発性 RCM
2. 二次性 RCM
   - 浸潤性心筋症：アミロイドーシス，サルコイドーシスなど
   - 蓄積性心筋症：Fabry 病，ヘモクロマトーシス，糖原病など
   - 強皮症による心筋症
   - 好酸球増多症候群（Loeffler 心内膜炎）
   - 心内膜弾性線維症
   - 放射線障害
   - 腫瘍：カルチノイド，転移性
   - 薬剤性

に診断される先天性RCMも存在する．厚生省特発性心筋症調査研究班による診断の手引き[1]では，RCMとは，①硬い左室 (stiff left ventricle) の存在，②左室拡大や肥大の欠如，③正常または正常に近い左室収縮機能，④原因 (基礎心疾患) 不明の4項目が診断の必要十分条件とされ，その**基本病態は左室拡張障害**である．

3) 臨床症状

軽症の場合は無症状のことがあるが，進行すると心不全，不整脈，塞栓症などが起こる．乳幼児期には哺乳力低下や浮腫で気づかれることがある．労作時に心拍数は増加するが，左室拡張障害のため流入血流量が減少し，心拍出量が十分に増えないため呼吸困難で発症することが多い．重症になると起座呼吸や胸水，うっ血肝による黄疸，腹水などもみられる．頻脈やさまざまな不整脈もみられ，特に心房細動はしばしば認められる．心室頻拍や房室ブロックがみられることもある[4]．

4) 予後

Ammashらは，主として成人を対象とした予後調査報告で5年生存率が64％，10年生存率が37％で，生存率に影響する因子として男性，NYHA心機能分類，胸部X線像上の肺うっ血，肺動脈楔入圧18 mmHg以上，左房径60 mm以上を挙げている[5]．一方，**小児の原発性RCMの予後は一般に不良**であり，5年生存率は30％程度である．特に2歳までに発症した症例では進行が早く，心臓移植が行われないかぎり予後は極めて不良である[6]．

b 診断の考え方とポイント

治療方針が異なるため，RCMは**収縮性心膜炎との鑑別が重要**である．さらにRCM様病態を呈する二次性心筋症を鑑別することも必要となる．

1) 心エコー

画像診断で重要なのは心エコーである．①著明な両心房の拡大，②そのわりに正常範囲内の左室拡張末期径，③ほぼ正常な心室壁厚，④拘束型の左室流入血パターン [図1；E/A>2，E波減速時間 (DcT) <150 msec，等容弛緩時間 (IRT) <70 msec，肺静脈血流パターンも参考にする]，⑤ほぼ正常な左室駆出分画が重要である[1]．**左室流入血パターンに呼吸性変動がみられない**ことが収縮性心膜炎と異なる点である[7]．

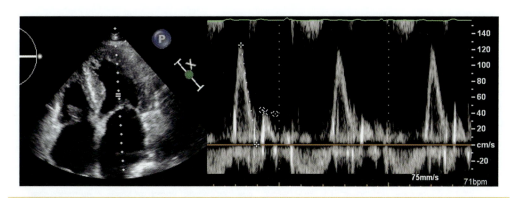

図1 RCM の左室流入血パターン
E/A 3.06，E 波減速時間（DcT）120 msec

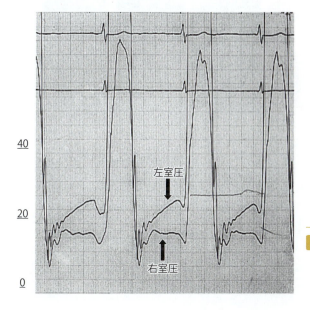

図2 RCM の右室圧と左室圧の同時測定
収縮性心膜炎では右室圧と左室圧の拡張期圧波形は一致するが，RCM では拡張末期圧で左室圧が高くなる．

2）心臓カテーテル

図2に示したように，収縮性心膜炎との鑑別のために左室と右室の同時圧を測定する．表1に示した RCM 様病態を呈する心筋疾患のなかには，心内膜心筋生検で組織学的に診断可能な疾患も含まれるため，心内膜心筋生検の適応を考慮する．心内膜心筋生検では Fabry 病などの蓄積症やアミロイドーシスやサルコイドーシスなどの浸潤性心筋症などの鑑別に有用なことがあるものの，原発性では心筋細胞肥大や変性，間質線維化，心内膜肥厚など非特異的変化が中心であり，肥大型心筋症様の錯綜配列がみられることもある（図3）．

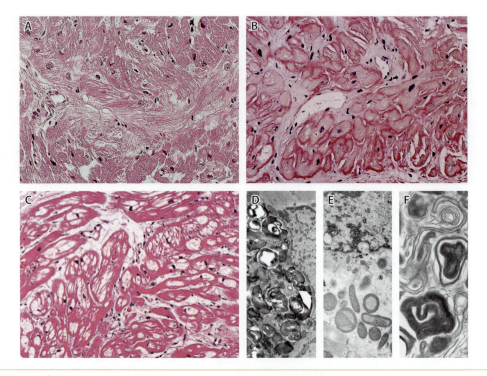

図3 RCMおよびRCM様病態を呈する二次性心筋症の病理組織所見
A：RCM；心筋細胞の変性，配列異常（一部に錯綜配列）など非特異的所見を示す（HE染色）．
B：アミロイドーシス；心筋間質がコンゴーレッド染色陽性となる．
C〜F：心Fabry病（C, D）では，心筋に空胞変性がみられる（HE染色）．このような組織所見はミトコンドリア心筋症（E），ムコ多糖体症（F），糖原病などでもみられるために，電子顕微鏡による観察を行うことが望ましい．Fabry病ではzebra body（D）が，ミトコンドリア心筋症ではリング状のクリステなどの異常ミトコンドリア（E）が，またムコ多糖体症でも特有の蓄積物（F）がみられた．

3）MRI，CT

近年，MRIやCTの循環器領域への適応は著しく拡大しており，心エコーで弱点とされる心尖部や右室も含めた心臓の形態，心機能，心外膜の状態などが評価可能であり，収縮性心膜炎とRCMの鑑別に有用である．さらに，ガドリニウムによる造影MRIで得られた遅延造影所見が二次性RCMにおける診断の糸口となることがある[8]．

4）遺伝子検査

心筋の収縮制御複合体蛋白であるトロポニンは3つのサブユニット（トロポニンC, T, I）で構成され，心筋の収縮や弛緩に関与しており，これらに関する遺伝子変異が弛緩の異常を引き起こすことが推定されている．**表2**に示したように**さまざまなサルコ**

| 表2 | 特発性 RCM の関連遺伝子 |

遺伝子記号	遺伝子名
ACTC1	α-cardiac actin（心筋αアクチン）
Bag3	BCL2-associated athanogene 3（BCL2 関連遺伝子）
DES	desmin（デスミン）
MYH7	β-myosin heavy chain 7（心筋βミオシン重鎖）
MYL2	myosin regulatory light chain 2, slow（心筋調節ミオシン軽鎖2）
MYL3	myosin light chain 3, slow（ミオシンアルカリ軽鎖3）
MYPN	myopalladin（ミオパラジン）
TNNI3	cardiac troponin I, type 3（心筋トロポニンI）
TNNT2	cardiac troponin T, type 2（心筋トロポニンT）
TPM1	α-tropomyosin 1（トロポミオシン）
TTN	titin（タイチン）

（文献7より改変）

メア関連蛋白や Z 帯蛋白をコードする遺伝子などの遺伝子変異が報告されている[9]．これらは，肥大型心筋症や拡張型心筋症における遺伝子変異との重複も認められており，臨床的には軽度の心室壁肥厚を伴う症例や，軽度の収縮不全を伴う症例がみられる．近年，次世代シーケンサーの登場により，多数の遺伝子を一度に解析可能となった．Gallego-Delgado らは，同法を用いて臨床的に RCM と診断された症例とその近親者に対して検討を行った[10]．既存の遺伝子変異以外に，サルコメアの形質膜への接着に必須のフィラミン C をコードする FLNC（*MYBPC3*），ラミン A/C（*LMNA*），テレトニン（*TCAP*），ライソゾーム関連膜蛋白2型（*LAMP2*）などが同定された．

■先天性 RCM■
左室の心尖部の構造を欠いており，左室形状は球状を呈して高度な拡張障害を呈する．孤立性左室心尖部低形成（isolated left ventricular apical hypoplasia）として Tumabiene ら[11] が成人例と小児例を報告している一方で，乳幼児期に重篤な心不全を呈して心移植が必要となる先天的 RCM も存在し，さらなる症例の蓄積が必要である．

C 治療はどうする？

RCM に特異的な治療はなく，心不全，不整脈および血栓・塞栓症に対する対症療法

が主体である．

　収縮不全が本症の基本病態ではないことから，レニン・アンジオテンシン・アルドステロン系阻害薬やβ遮断薬が予後を改善するというエビデンスはない．心不全に対しては利尿薬による体液管理が治療の主体となる．頻脈性不整脈は拡張期時間を延長させ，心不全を悪化させるため，β遮断薬やジギタリスによる心拍数コントロールを行う．発作性心房細動により血行動態は悪化するため，アミオダロン内服やカテーテルアブレーションを考慮する．心室頻拍例は植込み型除細動器を考慮する．治療抵抗性心不全となった場合は，年齢などを考えて心臓移植の適応となる．

　臓器移植法の改訂により 2010 年 7 月からわが国でも臓器提供者の年齢制限がなくなり，小児からの脳死臓器提供も可能となった．わが国での小児心移植に関する最近の報告では，132 例中 28 例（21％）が RCM であり，拡張型心筋症に次いで多い[12]．

d　ケアはどうする？

　本症は指定難病となっており，医療費助成制度があるため申請を行う．予後不良の疾患であり，小児例では心臓移植も考慮しなければならないので，両親への詳細な病状説明が必要である．さらに，終末期医療のなかで緩和ケアが必要となる症例も存在するので，多職種での連携したアプローチが不可欠である．

　RCM の臨床所見，治療と予後について解説した．小児の場合は一般に予後不良であり心臓移植の念頭に置いた経過観察が必要である．また，疾患と関連する遺伝子変異と臨床像との関連が検討されている．成人の場合は，収縮性心膜炎や RCM 様病態を呈する二次性心筋症との鑑別が重要で，心エコーのみならず心臓造影 MRI などの画像診断や心内膜心筋生検が有用である．

◇文献

1）寺崎文生，北浦　泰：拘束型心筋症．心筋症―診断の手引きとその解説，北畠　顕，友池仁暢（編），かりん舎，北海道，p51-52，2005
2）Miura K et al: Epidemiology of idiopathic cardiomyopathy in Japan: results from a nationwide survey. Heart **87**: 126-130, 2002
3）Weber SA et al: Outcomes of restrictive cardiomyopathy in childhood and the influence of phenotype: a report from the Pediatric Cardiomyopathy Registry. Circulation **126**: 1237-1244, 2012
4）Walsh MA et al: Conduction abnormalities in pediatric patients with restrictive cardiomyopathy. Circ Heart Fail **5**: 267-273, 2012
5）Ammash NM et al: Clinical profile and outcome of idiopathic restrictive cardiomyopathy. Circulation **101**: 2490-2496, 2000
6）Weller RJ et al: Outcome of idiopathic restrictive cardiomyopathy in children. Am J Cardiol **90**: 501-

506, 2002

7) Sorajja P: Hemodynamics of constrictive pericarditis, restrictive cardiomyopathy, and cardic tamponade. Cardiol Clin **29**: 191-199, 2011

8) Rammos A et al: Restrictive Cardiomyopathies: The Importance of Noninvasive Cardiac Imaging Modalities in Diagnosis and Treatment-A Systematic Review. Radiol Res Pract **2017**: 2874902, 2017

9) Towbin JA: Inherited cardiomyopathy. Circ J **78**: 2347-2356, 2014

10) Gallego-Delgado M et al: Idiopathic restrictive cardiomyopathy is primary a genetic disease. J Am Coll Cardiol **67**: 3021-3023, 2016

11) Tumabiene KD et al: A plump and fatty heart: isolated left ventricular apical hypoplasia. Echocardiography **29**: E193-E196, 2012

12) 福嶌教偉：わが国における小児心移植の現状と課題．日小児循環器会誌 **33**: 10-16, 2017

D 心筋疾患

3 左室心筋緻密化障害

a こんな疾患

　左室心筋緻密化障害（left ventricular noncompaction：LVNC）は，心室壁の過剰な網目状の肉柱形成と深い間隙を形態的特徴とし，2006年の米国心臓協会（AHA）分類では，遺伝的要素の強いprimary cardiomyopathyの1つとして分類されている[1]．原因は不明であるが，胎児心筋の発達過程が障害され，心機能低下が起こると考えられている．典型例は，新生児期に心不全のため死亡し，心移植の対象になっている疾患であるが[2]，近年，年長児や成人の報告例もみられるようになり，二次的に肉柱形成がみられることも知られている．血行動態の特徴は心収縮力の低下であるが，拘束型心筋症に類似した血行動態を呈している症例も報告されている．他の拡張型心筋症に比べて脳塞栓など全身の塞栓症や肺梗塞を合併する危険性が高い．また，致死的不整脈の合併も多い[3]．

1）機序・病態

　胎生初期においては，心室心筋は粗な網目状の肉柱を形成しスポンジ状で，正常の胎児心筋の発達過程では，次第にこの網目状の肉柱や深い間隙が消失し，緻密な心筋構造になっていく．正常の場合，胎生初期以降にこの網目状の肉柱形成が遺残することは極めてまれである．LVNCにおいては，肉柱層の形成とその後の緻密化する過程が障害され，スポンジ状の胎児心筋が遺残し，逆に心筋緻密層が低形成になると仮説されている[2]．胎児心エコーでの診断例が多数報告されており，胎児期診断例は極めて予後不良である．血行動態の特徴は心収縮力の低下で，左室の拡大を伴う例と伴わない例があり，拡大を伴う例は拡張型心筋症型と分類され，他のphenotypeに比べ予後は不良である[4]．また，拘束型心筋症に類似した血行動態を呈している症例も報告されている．心筋組織ドプラを用いた検討では，拡張能の低下やdyssynchronyなどの心室壁運動の異常が報告されている．LVNCにおいて心収縮力が低下する機序は，著明な肉柱形成のために心内膜面や肉柱間隙からの血液供給が障害され，心内膜下の心筋虚血を引き

起こし，さらに本来の緻密層が菲薄であるためと推論されている．収縮力の低下している網目状の肉柱の間に血栓が形成されやすく，**他の拡張型心筋症に比べて脳塞栓などの全身の塞栓症や肺梗塞を合併する危険性が高い**[5]．

2）疫学と原因

発症頻度は，乳児では 10 万人に 0.81 人，小児では 10 万人に 0.12 人，また成人では 0.014％の発症率と報告されている[6]．小児では，心筋症すべての 9.5％を占めると考えられている[7]．

わが国の LVNC の全国調査の結果では，高率（40％）に家族例が認められるものの，X 連鎖性のほか，優性遺伝形式あるいはミトコンドリア遺伝子異常が疑われる家系があり，この疾患の遺伝的多様性が明らかとなった[3,8]．次世代シーケンス遺伝子解析結果では，病的な遺伝子変異は 40％と高率に認められ，その 60％はサルコメア遺伝子である．変異の分布は広範囲で，家族性肥大型心筋症や拡張型心筋症と異なる特異なスペクトラムをとり，特にサルコメア遺伝子のなかでも *MYH7* が圧倒的に多く，*TAZ* 遺伝子が次いでいる[9]．他にも，細胞骨格蛋白，チャネル病や転写因子に関与する遺伝子異常も認められ，多数の原因遺伝子が知られている．染色体異常，またミトコンドリア筋症などの疾患に合併してみられることがあり，特に成人では Becker 型筋ジストロフィーなど神経筋疾患に後天的に合併してくることが報告されている．心奇形合併例では Epstein 病と LVNC の合併の報告も多く，しかも *MYH7* の変異を有する例も多く，サルコメア蛋白も胎児心筋の発達過程で重要な役割を果している可能性が示唆された[10]．また，患者 iPS 細胞から誘導した心筋細胞の機能解析では，サルコメア遺伝子変異が心臓発生に関わる遺伝子発現を調節している可能性が示唆されている[11]．

b 診断の考え方とポイント

1）臨床像

臨床経過は，①次第に心収縮力が低下し，拡張型心筋症の病態を呈するもの，②壁在血栓のため塞栓症を合併するもの，③不整脈，特に致死的な不整脈を合併するものがあり，極めて多彩である．発症の時期は，症例により胎児期〜乳児期，学童期〜思春期，あるいは成人とさまざまである．胎児期発症例の予後は極めて不良であり，半数は胎児期あるいは出生直後に死亡している[12]（図 1）．新生児期，乳児期の発症例は，重篤な心不全症状で発症し，一時的に心不全が軽快する例もあるが，10〜15 年で約半数は心移植の適応あるいは死亡している．これに対し，患者家族の検索や，心電図検診などで発見された症例は，無症状で長い間経過し，経過とともに心機能の低下がみられ，成人期

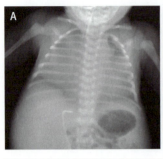 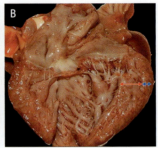 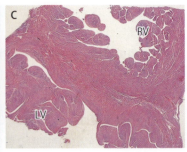

図1 先天性心疾患合併LVNC
多発性心室中隔欠損，大動脈縮窄により胎児心不全で発症し，生後まもなく死亡．
A：生直後の胸部X線像；著しい心拡大，B：剖検所見；肉柱層（内側；⟷）と緻密層（外側；⟷）の2層構造，C：組織所見；左室（LV）全体，右室（RV）に及ぶ著しい肉柱形成

（文献12より引用）

に心不全となって長期予後は不良である．また，不整脈の合併が高率にみられ，不整脈による突然死例[13]や，塞栓によると思われる突然死も報告されている．発症年齢よりも，**初診時の左室駆出分画（LVEF）低下が最も予後を規定する因子であり，初診時にLVEF低下のない場合には予後良好である**[14]（図2）．

成人では，アスリート心や産褥心筋症などに二次的にみられることがあり，妊娠中に認められた肉柱形成は出産後消失し，予後が良好であることが報告されている[15]．

2）診断基準と各種検査

LVNCの診断には心エコーが最も有用であるが，統一した診断基準はない[16]（図3）．

> ①心室壁の著明な肉柱形成と深く切れ込んだ間隙の特徴的な形態（noncompacted layer）が心室壁の1区域以上に広がっている．
> ②心室壁が肉柱層（noncompacted layer：NC）と緻密層（compacted layer：C）の2層構造を呈し，拡張期にNC/C比が2以上．
> ③カラードプラで間隙間に血流を確認できる．

この3つの条件が現時点では一般的に用いられており，成人の心不全症例では，上記の診断基準を満たす症例が多数存在するとの最近の報告がある[16]．成人では，神経筋疾患，慢性腎不全などに二次的にみられることがあり，これらを含んでいる可能性があるが，現在の診断基準ではこれらと先天性のLVNCとを区別することは難しい．また，NC/C比は診断には重要だが，予後には関与せず，むしろ緻密層の菲薄化が予後

II　疾患各論　知っておきたい循環器希少疾患・病態

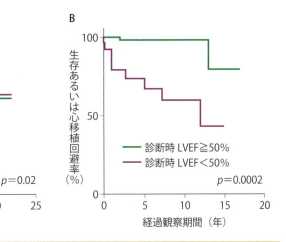

図2　LVNCの長期予後
　A：発症時年齢によるLVNCの長期予後の比較；乳児期発症例は，重篤な心不全で発症し，一時的に軽快する例もあるが，診断から10～15年以降，心移植の適応あるいは死亡数が増加する．これに対し若年発症例は，無症状で長期間経過するが，経過とともに心機能の低下がみられ，致死性不整脈の合併により死亡例が増加し，15年以降では両グループの予後に差がなくなる．
　B：診断時心機能による長期予後の比較；診断時左室駆出分画（LVEF）50％未満の場合では，経過とともに生存あるいは心移植回避率が低下し，10～15年で約半数は心移植の適応あるいは死亡例となる．初診時にLVEFの低下が認められない場合には，予後は良好．年齢よりも診断時の心機能低下が予後に影響していることが明らかである．

（文献14より引用）

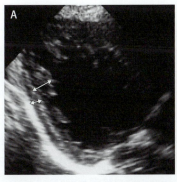 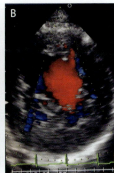 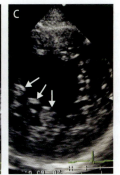

図3　LVNCの心エコー所見による診断基準
　特徴的なLVNCの心エコー所見を示す．
　A：左室長軸断面，B，C：短軸断面，左室拡張期像
　A：心尖部を中心に著明な肉柱形成と深い間隙が認められ，心室壁の1区域以上に広がっている．左室壁は外側の緻密層（C；短矢印）と肉柱層（NC；長矢印）の2層構造を呈し，NC/C比は2以上である．
　B：カラードプラで間隙間に血流を確認できる．C：肉柱形成（矢印）が認められる．

97

の規定因子と報告されている[14].

網目状の肉柱形成は心尖部を中心に側壁，下壁にみられることが多く，心室中隔や前壁にはまれである．肥大型心筋症では心室中隔の肥厚が主体であることから，鑑別に役立つ．

> **■ここに注意！■**
> 心尖部に限局する症例では見逃しやすい．カラードプラ上も心尖部を中心とする網目状の肉柱形成の間隙に血液が出入りする様子が観察され，心尖部肥大型心筋症とは明らかに異なる．

先天性心疾患に合併してみられる場合と孤立性の場合があり，心疾患合併例では，左室流出路狭窄や冠動脈起始異常に合併してみられることがあると報告されていたが，実際にはより発生頻度の高い心室中隔欠損や心房中隔欠損との合併例が多い．先天性心疾患を合併する例でも孤立性の場合でも，僧帽弁や弁下組織の異常を合併する例が多くみられる．Ebtein 病との合併も知られている．

左室造影では，心エコーで認められた著しい肉柱形成と拡張期における深い間隙への造影剤の貯留が特徴的所見であり，CT や MRI では，左室壁が粗な肉柱層と緻密層の 2 層構造を呈する特徴的所見が観察される．また，MRI の T2 強調画像における高信号域の存在や，超高速 CT 像上の early defect と late enhancement の存在，また心筋イメージングの所見から，心筋虚血や線維化などの組織変化が推測されている．PET では，心内膜下の心筋虚血を疑わせる所見があり，微小循環の異常が noncompaction における壁運動低下の原因であることが推察されている．心筋生検の所見は，線維化，心筋肥大，心内膜の肥厚や心内膜下の弾性線維増殖などの非特異的な変化が主体であり，診断上の意義は乏しい．電子顕微鏡所見では，胎児心筋に類似し，ミトコンドリアの蛇状に延長した形態変化が報告されている．

心電図所見は，乳児期に心不全で発症する例では著しい左室肥大が特徴であるが，それ以外の症例では特異性に乏しい．いずれの年齢においても不整脈の合併が高率である．小児期では WPW 症候群や上室頻拍，完全房室ブロック，洞不全など先天性の要素が強い不整脈が多く認められ，心筋と刺激伝導系の発達障害が同時に起こっていることが示唆される．一方，年長児や成人では心室期外収縮，心室頻拍や心房細動など心筋障害や加齢による二次的な不整脈の発生が主体である．

新生児発症例，特に男児では Barth 症候群（拡張型心筋症，好中球減少，ミオパチー）との鑑別が必要で，Barth 症候群では尿中の有機酸分析で 3-methyl glutaconic aciduria が認められることが診断上有用である[17].

c 治療はどうする？

治療は，**拡張型心筋症に準じ，利尿薬，アンジオテンシン変換酵素（ACE）阻害薬，β遮断薬などによる心不全の治療を行う**．複雑な肉柱構造のため血栓形成が高頻度であり，抗血小板や抗凝固療法を行い，塞栓を予防することが重要である．アスピリンは，早期から開始することが推奨される．重症例では心移植の対象になる．また，高率に不整脈を合併するため，抗不整脈薬，ペースメーカや除細動器の植込みが必要になる例がある．また，noncompaction では肉柱層の存在する部位での dyssynchrony が認められるため，心室再同期療法が有効であることが報告されている[18]．

d ケアはどうする？

左室心筋緻密化障害は，新生児期から成人まで発症時期は幅広く，その臨床像が多彩であるため容易に見逃されやすい．家族例も高率であり，家族への心エコーによるスクリーニングが偶然の発見につながることもある．**心不全を呈した症例や，学校心臓検診で心電図異常や不整脈を指摘された場合には，心エコーによる心尖部までの十分な観察が重要**である．経過とともに心機能低下の進行や致死性不整脈の合併により，長期予後は不良の疾患である．特に，診断時に心機能低下している場合や緻密層が低形成の場合には予後不良の危険因子であり，速やかに心移植を含めた治療計画を立てることが重要である．

◇文献

1) Maron BJ et al: Contemporary definitions and classification of the cardiomyopathies: an American Heart Association Scientific Statement from the Council on Clinical Cardiology, Heart Failure and Transplantation Committee; Quality of Care and Outcomes Research and Functional Genomics and Translational Biology Interdisciplinary Working Groups; and Council on Epidemiology and Prevention. Circulation **113**: 1807-1816, 2006
2) Chin TK et al: Isolated noncompaction of left ventricular myocardium. A study of eight cases. Circulation **82**: 507-513, 1990
3) Ichida F et al: Clinical features of isolated noncompaction of the ventricular myocardium: Long-term clinical course, hemodynamic properties, and genetic background. J Am Coll Cardiol **34**: 233-240, 1999
4) Jefferies JL et al: Cardiomyopathy Phenotypes and Outcomes for Children With Left Ventricular Myocardial Noncompaction: Results From the Pediatric Cardiomyopathy Registry. J Card Fail **21**: 877-884, 2015
5) Ichida F: Left ventricular noncompaction. Circ J **73**: 19-26, 2009
6) Oechslin EN et al: Long-term follow-up of 34 adults with isolated left ventricular noncompaction: a distinct cardiomyopathy with poor prognosis. J Am Coll Cardiol **36**: 493-500, 2000
7) Pignatelli RH et al: Clinical characterization of left ventricular noncompaction in children: a relatively common form of cardiomyopathy. Circulation **108**: 2672-2678, 2003

8) Ichida F et al: Mutations of a-Dystrobrevin and G4.5 in left ventricular noncompaction and Barth syndrome. Circulation **103**: 1256-1263, 2001

9) Wang C et al: A Wide and Specific Spectrum of Genetic Variants and Genotype-Phenotype Correlations Revealed by Next-Generation Sequencing in Patients with Left Ventricular Noncompaction. J Am Heart Assoc **6**: e006210, 2017

10) Hirono K et al: Familial Ebstein's anomaly, left ventricular noncompaction, and ventricular septal defect associated with an *MYH7* mutation. J Thorac Cardiovasc Surg **148**: e223-e226, 2014

11) Takasaki A et al: Sarcomere gene variants act as a genetic trigger underlying the development of left ventricular noncompaction. Pediatr Res **84**: 733-742, 2018

12) Nomura Y et al: A novel *MYH7* gene mutation in a fetus with left ventricular noncompaction. Can J Cardiol **31**: 103. e1-e3, 2015

13) Chang B et al: Identification of a novel *TPM1* mutation in a family with left ventricular noncompaction and sudden death. Mol Genet Metab **102**: 200-206, 2011

14) Wang C et al: Long-Term Prognosis of Patients With Left Ventricular Noncompaction- Comparison Between Infantile and Juvenile Types. Circ J **81**: 694-700, 2017

15) Gati S et al: Adult left ventricular noncompaction: reappraisal of current diagnostic imaging modalities. JACC Cardiovasc Imaging **7**: 1266-1275, 2014

16) Kohli SK et al: Diagnosis of left-ventricular non-compaction in patients with left-ventricular systolic dysfunction: time for a reappraisal of diagnostic criteria? Eur Heart J **29**: 89-95, 2008

17) Chang B et al: Gonadal mosaicism of a TAZ (G4.5)mutation in a Japanese family with Barth syndrome and left ventricular noncompaction. Mol Genet Metab **100**: 198-203, 2010

18) Saito K et al: Successful cardiac resynchronization therapy in a 3-year-old girl with isolated left ventricular non-compaction and narrow QRS complex: a case report. Circ J **73**: 2173-2177, 2009

D 心筋疾患

4 周産期心筋症

a こんな疾患

　周産期心筋症は，心疾患既往のない女性が，妊娠中から産後に心収縮能低下をきたし，**重症例では母体死亡をも引き起こす重篤な疾患**である．息切れ，体重増加，浮腫などの心不全症状は，健常妊産婦も訴える症状であり，診断遅延の要因となっている．未だ病因は十分に解明されていないが，妊娠高血圧症候群，高年齢，多胎，子宮収縮抑制薬の使用などが危険因子であり，これらの危険因子を持つ妊産婦では，心不全症状の訴えがないか注意し，過度の症状を認めれば，心不全を念頭に置いて検査を進めることが大切である．

1）疫学

　2009 年の調査では，**日本における周産期心筋症の新規診断患者数は 50 人～/年**であり，およそ 1.5 万～2 万分娩に 1 人の発症率と推測された[1]．1,000～3,000 分娩に 1 人である米国など他の国に比べて，わが国の発症率は低い．その原因として，人種差や生活習慣（妊娠年齢期の女性の高血圧が少ない等）の差異などが考えられる．妊婦の高年齢化，生殖技術の向上，診断率の向上を背景に，米国では年々発症率が増加している．わが国においても同様の傾向があり，今後の増加が予測される．

　高年齢，妊娠高血圧症候群，多胎や子宮収縮抑制薬の使用が危険因子として知られている．従来多産婦に多いとされてきたが，**少子化のわが国においては，患者の半数以上が初産婦**である．また，危険因子の合併率は，日本と欧米で同等である．**なかでも，妊娠高血圧症候群は周産期心筋症の最大危険因子**である．22 研究，979 人を検討した報告では，患者の 37％が妊娠高血圧症候群を合併しており，この率は異なる人種間で同等であった[3]．韓国の保険病名コホート研究では，妊娠高血圧症候群がオッズ比 6.02 で最も高いリスク因子であった[4]．

101

2）機序・病態

　病因を考えるうえで最も重要な点は，周産期心筋症は除外診断病名であり，現時点では多様な疾患背景を含む疾患群だという点である．古くは，炎症や自己免疫の関与を示唆する報告が相次いだ．近年は，周産期心筋症の最大危険因子である妊娠高血圧症候群との関連が注目されている．現在，妊娠高血圧症候群の主病態は血管障害と考えられている．周産期心筋症においても，モデル動物実験から，切断プロラクチン[5]や血管新生阻害[6]などの血管障害因子の関与が示唆されており，両疾患の共通病態と考えられた．わが国とドイツにおける調査では，妊娠高血圧症候群を合併した周産期心筋症患者は心機能回復度が有意に高く[1,7]，heterogeneous な疾患群のなかで，妊娠高血圧症候群を背景とした周産期心筋症を 1 つの subset と捉えてよいかもしれない．

　また，周産期心筋症患者における，拡張型心筋症関連 43 遺伝子の変異をスクリーニングした研究では，15％が陽性であった[8]．この陽性率は，拡張型心筋症コホートにおける陽性率と相同であり，一般コホートにおける 4.7％より有意に高値であった．なかでもタイチン遺伝子変異を持つ者が 2/3 を占め，タイチン遺伝子変異を持つ 11 人と持たない 68 人を比較したところ，タイチン遺伝子変異を持つ者の 1 年後の心機能は，有意に回復度が低かった．これら拡張型心筋症に関連していると考えられる遺伝背景を持つ患者を「周産期心筋症」に含めるか否かについては，未だ結論が出ていない．ヨーロッパ心臓病学会（ESC）の心筋症分類では，周産期心筋症は「非家族性で拡張型心筋症の遺伝背景を持たない，妊娠に関連した心筋症」[9]と定義されている．一方，妊娠前に無症状であった拡張型心筋症合併妊娠の多くが，合併症をみないで妊娠・出産を終えるため，これら遺伝背景を持つ患者にも，周産期心筋症に特化した何らかの心機能増悪因子が関与している可能性はあるだろう[2]．

b　診断の考え方とポイント

　1971 年に Demakis らが提唱した基準を基に，心エコー上の左室収縮能低下や拡大所見の具体的な数値を付け加えた診断基準が頻用されているが，未だ国際的に画一された診断基準はない（表 1）[10]．

1）胸部 X 線

　うっ血性心不全の診断に胸部 X 線検査は有用である（図 1A）．胎児の放射線被曝の問題から，妊婦の X 線検査は躊躇されやすい．しかしながら，問題となる胎児被曝量は最低でも 50 mGy 以上であるのに対し，母体胸部 X 線撮影における胎児被曝量は 0.01 mGy 未満とごく低値であるため，心不全を疑えば積極的に行ってよい検査である．

II 疾患各論　知っておきたい循環器希少疾患・病態

表1　周産期心筋症の診断基準

	診断基準
ヨーロッパ心臓病学会（ESC）の心筋症分類	非家族性で拡張型心筋症の遺伝背景を持たない，妊娠に関連した心筋症
米国心臓協会（AHA）の心筋症の分類と診断基準	左室機能障害と拡張，心不全を呈する，希少性後天性の原発性心筋症
米国NHLBIと希少疾患対策局のワークショップ	①分娩前1ヵ月から分娩後5ヵ月以内に新たに心不全の症状が出現 ②心疾患の既往がない ③他に心不全の原因となるものがない ④左室駆出分画（LVEF）＜45％，もしくは左室短縮率（%FS）＜30％
ヨーロッパ心臓病学会（ESC）の心不全部門の産褥（周産期）心筋症ワーキンググループ	①妊娠の最後のほうから分娩後数ヵ月までの間に，左室収縮機能障害により心不全を呈する特発性心筋症 ②そのほかに心不全の原因がない（常に除外診断である） ④左室はあまり拡張していないが，ほぼ全例でLVEF＜45％

NHLBI：National Heart, Lung, and Blood Institute

（文献10より引用）

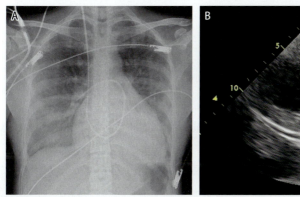
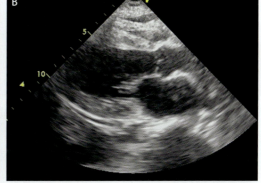

図1　周産期心筋症診断時の胸部X線像と心エコー図
　　　妊娠高血圧症候群のため帝王切開による分娩後4日目に，周産期心筋症と診断された症例を示す．

2）12誘導心電図

　心筋梗塞や心筋炎など他の疾患との鑑別に欠かせない．心筋梗塞や心筋炎では，それぞれに特異的なSTやT波の異常を認めるのに対し，周産期心筋症では，低電位やR波減高といった非特異的所見しかないのが特徴である．

3）心エコー

　血行動態や心ポンプ機能の異常，心拍出量低下の存在を知るとともに，原因疾患についての所見が得られる．心筋梗塞やたこつぼ心筋症では，局所的な壁運動低下を認めるが，周産期心筋症ではびまん性壁運動低下を認める．また，少量〜中等量の心嚢液貯留をしばしば認める．拡張型心筋症と違い，壁が菲薄化していないのも特徴である（図1B）．

4）血液検査

　動脈血液ガス分析により呼吸不全やアシドーシスを診断する．周産期心筋症患者においても，心筋逸脱酵素はごく軽度上昇するが，有意に上昇している場合には急性心筋梗塞など他の疾患を疑う．貧血の有無，電解質異常や腎・肝機能検査，感染や炎症の有無なども心不全の原因疾患を診断するうえで必要である．

　ほとんどすべての周産期心筋症患者で脳性ナトリウム利尿ペプチド（BNP）値が上昇しており，妊産婦においても心不全の簡便なスクリーニング検査となり得る．2009年の調査における周産期心筋症患者の診断時BNP値の平均は1,258 pg/mL（参考基準値：約18 pL/mL未満）であった[1]．

C｜治療はどうする？

1）心不全治療

　周産期心筋症の治療については，**一般的な心不全に対する治療が広く行われている**．妊娠中の急性心不全に対する，フロセミド，hANP（ヒト心房ナトリウムペプチド製剤），カテコラミンの使用は可能である．利尿薬の使用においては，過度の利尿による子宮循環減少，羊水過少，胎児利尿による脱水や電解質バランスの異常に注意が必要である．**アンジオテンシン変換酵素（ACE）阻害薬またはアンジオテンシンⅡ受容体拮抗薬（ARB）は，胎児の腎障害や羊水過少をきたすため，妊娠中期以降の使用は禁忌**である．ミネラルコルチコイド受容体拮抗薬は，通常の投与量では安全であると考えられている．重症例では，急性期にカテコラミン治療に加え，大動脈内バルーンパンピング（intra-aortic balloon pumping：IABP）や経皮的心肺補助（percutaneous cardio-pulmonary support：PCPS）を使用する．

　慢性期には，ACE阻害薬やARB，β遮断薬，利尿薬などの内服治療が行われるが，治療抵抗性の症例では心臓移植適応や死に至ることもある．

2）抗凝固療法

　これまでに，予後予測因子として，初診時もしくは発症2ヵ月後の左室駆出分画（LVEF），左室拡張末期径（LVDd），人種，妊娠高血圧症候群などとともに，心室内血栓の有無が挙げられている．周産期，特に分娩直後は凝固能が著しく亢進している．重症低心機能症例では，通常の心不全治療に加えて抗凝固療法を忘れずに行うことが大事である．一方，帝王切開による分娩後まもない時期の抗凝固療法では，手術創に関連した出血性合併症のリスクも念頭に置かなければならない．

3）抗プロラクチン療法

　近年，切断プロラクチン病因説に基づき，抗プロラクチン療法が提唱されている．2010年にSliwaらは，南アフリカで周産期心筋症患者20人を対象に行った8週間の抗プロラクチン療法が予後を改善したと報告している[11]．その後，診断時LVEF≦35％の患者のみを対象に，1週間と8週間の2群に分けて抗プロラクチン療法を実施したところ，両群でLVEFの回復度に有意差を認めなかった[12]．

　ブロモクリプチンは，古くから高プロラクチン血症などの治療や母乳分泌停止目的に使用されているドパミン受容体作動薬である．血管攣縮や血圧上昇の副作用があり，産婦への使用で脳血管障害や心筋梗塞の合併報告がなされたため，米国食品医薬品局（FDA）は，産婦への使用を認めていない．わが国においても，「妊娠高血圧症候群の患者，産褥期高血圧の患者では，産褥期における痙攣，脳血管障害，心臓発作，高血圧が発現するリスクが高い」ため，添付文書上使用禁忌とされている．同様の作用を持つ薬剤には，テルグリドとカベルゴリンがあり，ブロモクリプチンより副作用が少ないと言われているが，使用禁忌事項は同じである．抗プロラクチン療法適応症例の見極めが，今後の重要な課題である．

d　ケアはどうする？

　治療退院後は，ほとんどの患者に「新生児・乳児の育児」という特別な負荷が生じることを念頭に置き，家族のサポート体制を整える．家族によるサポートが不十分な場合には，地域保健所との連携など，社会的サポートも必要となる．

　育児で多忙のため通院が途絶えること，次回妊娠リスクを説明しないまま次回妊娠することがある．次回妊娠リスクが高い場合には，適切な避妊指導や避妊法の提供も併せて行う．

> **■ここに注意！■**
>
> 欧米諸国やわが国においては，周産期心筋症患者の約6割が1年以内に正常心機能に回復する一方，約1割が母体死亡や心臓移植待機の転帰をたどり，約3割に心機能低下が残存する．慢性期に心機能が正常化した症例に対する明確なエビデンス・治療指針はまだない．内服治療の漸減・中止にあたっては，心機能低下が再度起こる症例もあるため，注意が必要である．中止できた症例でも，その後10年間は，年1回の経過観察が推奨されている[13]．

◇文献

1) Kamiya AC et al: Different Characteristics of Peripartum Cardiomyopathy between Complicated with and without Hypertensive Disorders. Circ J **75**: 1975-1981, 2011

2) Kamiya AC et al: Peripartum Cardiomyopathy From a Genetic Perspective. Circ J **80**: 1684-1688, 2016

3) Bello N et al: The relationship between pre-eclampsia and peripartum cardiomyopathy: a systematic review and meta-analysis. J Am Coll Cardiol **62**: 1715-1723, 2013

4) Lee S et al: Incidence, Risk Factors, and Clinical Characteristics of Peripartum Cardiomyopathy in South Korea. Circ Heart Failure **11**: e004134, 2018

5) Hilfiker-Kleiner D et al: A cathepsin D-cleaved 16 kDa form of prolactin mediates postpartum cardiomyopathy. Cell **128**: 589-600, 2007

6) Patten IS et al: Cardiac angiogenic imbalance leads to peripartum cardiomyopathy. Nature **485**: 333-338, 2012

7) Haghikia A et al: Phenotyping and outcome on contemporary management in a German cohort of patients with peripartum cardiomyopathy. Basic Res Cardiol **108**: 366, 2013

8) Ware JS et al: Shared Genetic Predisposition in Peripartum and Dilated Cardiomyopathies. N Engl J Med **374**: 233-241, 2016

9) Dickstein K et al: ESC guidelines for the diagnosis and treatment of acute and chronic heart failure 2008: the Task Force for the diagnosis and treatment of acute and chronic heart failure 2008 of the European Society of Cardiology. Developed in collaboration with the Heart Failure Association of the ESC (HFA) and endorsed by the European Society of Intensive Care Medicine (ESICM). Eur J Heart Fail **10**: 933-989, 2008

10) Sliwa K et al: Current state of knowledge on aetiology, diagnosis, management, and therapy of peripartum cardiomyopathy: a position statement from the Heart Failure Association of the European Society of Cardiology Working Group on peripartum cardiomyopathy. Eur J Heart Fail **12**: 767-778, 2010

11) Sliwa K et al: Evaluation of bromocriptine in the treatment of acute severe peripartum cardiomyopathy: a proof-of-concept pilot study. Circulation **121**: 1465-1473, 2010

12) Hilfiker-Kleiner D et al: Bromocriptine for the treatment of peripartum cardiomyopathy: a multicentre randomized study. Eur Heart J **35**: 2671-2679, 2017

13) Sliwa K et al: Long-term prognosis, subsequent pregnancy, contraception and overall management of peripartum cardiomyopathy: practical guidance paper from the Heart Failure Association of the European Society of Cardiology Study Group on Peripartum Cardiomyopathy. Eur J Heart Fail **20**: 951-962, 2018

D 心筋疾患

5 心アミロイドーシス

a こんな疾患

　心アミロイドーシスとは，全身性アミロイドーシスにおいて心筋細胞間質にアミロイド蛋白が沈着し，形態的・機能的異常をきたす病態と定義される．

　アミロイド蛋白は現在までに36種類のアミロイドおよびアミロイド前駆蛋白が報告されている．

1）機序，病態

　アミロイドーシスには，表1に示すように**全身性アミロイドーシス**と**限局性アミロイドーシス**がある．限局性アミロイドーシスには，Alzheimer型認知症やプリオン病が含まれる．

　心アミロイドーシスの前駆物質，原因，標的臓器，治療を表2に提示する[1,2]．心アミロイドーシスは，その原因によって病状，治療，予後が異なる．各全身性アミロイドーシスにおける心筋症の合併率は，ALアミロイドーシスでは50％，AAアミロイドーシスでは5％にとどまる．変異トランスサイレチンアミロイドーシス（家族性アミロイドーシス）では，心筋伝導障害を含めると障害のうちほぼすべての患者で心病変をきたすとされる．野生型トランスサイレチンアミロイドーシス（老人性アミロイドーシス）は，80歳以上の高齢者では心内膜への少量のトランスサイレチン沈着を含めると50〜80％に沈着を認めるとされる．このうち，心不全をきたす症例はごくわずかと考えられる．患者は男性が多く，70歳未満での発症はまれで，**手根管症候群**が心病変に先行することが多い．心病変が予後や症状を規定する．特にALアミロイドーシスでは，**心病変の重症度が予後を規定**する[1-3]．

2）疫学

　米国のデータでは，ALアミロイドーシスの年間新規発症者数は推定2,000〜2,500例とされる[1,2]．わが国では，2017年度の全身性アミロイドーシスの医療受給者証保

表1 アミロイドーシスの分類（厚生労働省特定疾患調査研究班新分類）

			蛋白
全身性アミロイドーシス	免疫細胞性アミロイドーシス	AL アミロイドーシス	AL
		AH アミロイドーシス	AH
	反応性 AA アミロイドーシス		AA
	家族性アミロイドーシス[*1]	FAPⅠ	ATTR
		FAPⅡ	ATTR
		FAPⅢ	AApoA 1
		FAPⅣ	AGel1
		家族性地中海熱	アポ SSA
		Muckle-Wells 症候群	AA
	透析アミロイドーシス		Aβ2M
	老人性アミロイドーシス[*2]		ATTR
限局性アミロイドーシス	脳アミロイドーシス	Alzheimer 型認知症（Down 症候群）	Aβ
		アミロイドアンギオパチー	Aβ
		遺伝性アミロイド性脳出血（オランダ型）	Aβ
		遺伝性アミロイド性脳出血（アイスランド型）	Acys
		プリオン病	Ascr
	内分泌アミロイドーシス	甲状腺髄様がん	Acal
		Ⅱ型糖尿病・インスリノーマ	AIAPP
		限局性心房性アミロイド	AANF
		皮膚アミロイドーシス	AD
		限局性結節性アミロイドーシス	AL

[*1]：本文中では「変異トランスサイレチンアミロイドーシス」と記載している.
[*2]：本文中では「野生型トランスサイレチンアミロイドーシス」と記載している.

持者数は 2,471 人で，内訳は不明であるが，AL アミロイドーシスが最多と考えられる．

わが国の**変異トランスサイレチンアミロイドーシスへのタファミジス（ビンダケル®）投与患者数は約 300 人**であるが，診断されていない患者がかなりいると考えられている．

b 診断の考え方とポイント

1）問診・診察

アミロイドーシスのタイプによって注意するポイントは異なる．全身性アミロイドーシスの病名のように全身に病変が来るため，全身症状に注意が必要である[4]．

Ⅱ　疾患各論　知っておきたい循環器希少疾患・病態

表2 心アミロイドーシスの原因，標的臓器，治療

学名	前駆物質 原因	標的臓器	治療	コメント
AL （原発性） （light-chain associated）	免疫グロブリン軽鎖 plasma cell dyscrasia （多発性骨髄腫）	心，腎，肝，脾，末梢神経，自律神経，軟部組織，消化管	化学療法（大量メルファラン＋自己末梢血幹細胞移植） プロテアソーム阻害薬	多発性骨髄腫に伴うことは少ない 心病変は1/3〜1/2の患者にみられ，心不全は急速に進む傾向あり
ATTRm （家族性） （mutated trans-thyretine associated）	変異トランスサイレチン（＞130種類） （正常TTRの追加沈着）	末梢神経，自律神経，心	肝移植 ジフルニサル タファミジス	常染色体優性遺伝 変異TTRとwild TTRが混ざって沈着．肝移植前に心病変があると移植後も心病変は進行する
ATTRwt （老人性） （wild type trans-thyretine associated）	野生型トランスサイレチン	心，手根管	対症療法	高齢男性に多くみられる．症状の進行は遅い
AA （続発性）	血漿アミロイド蛋白A	腎，心（まれ）	炎症の治療	心病変をきたすことはまれ．あったとしても臨床的に問題とならないことが多い
AANP	心房利尿ペプチド	心房に限局	不要	よくみられる．心房細動のリスクを高める

（文献1より引用）

a）ALアミロイドーシス

全身衰弱，体重減少，貧血，浮腫，胸痛，胃腸障害（特に頑固な下痢），紫斑の有無を聴取する．AL心アミロイドーシスでは，急速進行性の心不全症状が特徴的である．身体所見では，**巨舌，斑状皮下出血，顎下腺腫大，爪の萎縮，全頭脱毛，肩パッド徴候**が特徴的である．そのほかに，**肝腫大，脾腫，リンパ節腫大，関節腫大，多発性ニューロパチー，手根管症候群，皮膚の強皮症様肥厚，結節**がみられることがある．**ネフローゼ症候群**で発見されることが多い[3]．

b）変異トランスサイレチンアミロイドーシス

集積地（長野県，熊本県）では常染色体優性遺伝形式をとるため，家族歴の聴取が必要である．世代を重ねるにつれて発症年齢が若くなる**anticipation現象**が知られており，発症は緩徐で進行性である．

家族歴がはっきりしない，高齢発症型が存在し，分布は全国に散在し，症状の進行は速い．感覚障害は通常左右対称に下肢または上肢から始まり，温痛覚が早期に強く侵され（**解離性感覚障害**），振動覚，位置覚は進行期に侵される．運動障害は通常感覚障害

109

表3	心アミロイドーシスの心電図所見の特徴
低電位	AL アミロイドーシス 46〜60% トランスサイレチンアミロイドーシス 25〜40%
偽前壁心筋梗塞パターン (前胸部誘導 QS pattern)	AL アミロイドーシス 47〜69% トランスサイレチンアミロイドーシス 66〜69%
刺激伝導系異常 (CLBBB)	野生型トランスサイレチンアミロイドーシス>AL，ATTRm
心房細動	野生型トランスサイレチンアミロイドーシス≈ 30% 変異トランスサイレチンアミロイドーシス<10% AL アミロイドーシス CA<20%

（文献 4, 8, 9 を参考に作成）

に遅れて出現することが多い．**自律神経障害 (陰萎，激しい胃腸症状，起立性低血圧，膀胱障害，皮膚症状)，心障害 (伝導障害，心不全)** が特徴的である．**瞳孔不整，対光反射消失**は高頻度にみられ，硝子体混濁が確認された際は強く本症を疑う．

c) 野生型トランスサイレチンアミロイドーシス

60 歳以上の男性が多く**心房細動などの不整脈，心不全，手根管症候群**が特徴的である．その他の臓器障害は臨床的に問題とならないことが多い．

2) 12 誘導心電図

低電位，軸の異常，胸部誘導における **poor R progression** が特徴的である．表3 に示すように**低電位**は AL アミロイドーシスで頻度が高く，poor R progression は AL アミロイドーシス，トランスサイレチンアミロイドーシスで同等の頻度を示す．心房細動，完全左脚ブロックは野生型トランスサイレチンアミロイドーシスで頻度が高い．真の左室肥大をきたす疾患 (高血圧，肥大型心筋症，大動脈弁狭窄症など) では R 波の増高や ST 変化がみられるため，鑑別に重要な検査である．

3) 心エコー

求心性左室肥大 (図1)，房室弁の肥厚，心房，心房中隔の肥厚，心筋エコー輝度の上昇，僧帽弁血流の拘束性障害パターン，肺静脈血流の S/D 比の低下，左房内血栓，もやもやエコー，E/e' の高値，左室 global longitudinal strain 低値と apical sparing の特徴的パターンを認める．

4) 生化学検査

心筋にアミロイドが沈着すると **BNP，NT-proBNP** が上昇し，それらは予後予測因

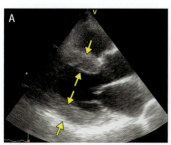 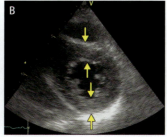 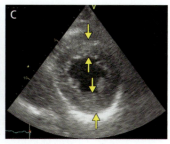

図1 心アミロイドーシスの心エコー所見
A：胸骨左縁長軸像，B，C：胸骨左縁短軸像．求心性左室肥大（矢印）を認める．右室肥大を伴う．

子となる．**心筋トロポニンT**上昇は心筋細胞の障害の程度を反映し，ALアミロイドーシスで予後予測因子となる[5]．
　遊離軽鎖測定法はALアミロイドーシスの98％で検出され，κ/λ比が0.26～1.65を大きく外れると診断根拠となる．

5）心臓MRI

　左室心内膜下に認められる**ガドリニウム遅延造影**がアミロイド蛋白沈着部位と一致する．貫壁性にガドリニウム遅延造影が認められる患者の予後は，ALアミロイドーシス，トランスサイレチンアミロイドーシスの両者で不良である．

6）生検の適応とその評価

　ALアミロイドーシス，トランスサイレチンアミロイドーシスでは全身にアミロイドが沈着するため，心臓以外の臓器でアミロイドーシスが診断され，心肥大をきたす原因が他にない患者では心筋生検は必ずしも必要ではない．皮下脂肪に沈着がみられるため，**脂肪生検**が有用なことがある．

7）^{99m}Tc PYP心筋シンチグラフィー

　トランスサイレチンアミロイドーシスでは心筋に集積をきたすため，ALアミロイドーシスとの鑑別診断が可能である．

⬜C 治療はどうする？

1）心不全治療

　心不全治療の中心は**利尿薬**の使用である．全身浮腫を伴う患者では消化管浮腫による消化管からの薬剤吸収が障害されることがあるため，利尿薬の静脈内投与が有効である．一般的な心不全治療薬であるアンジオテンシン変換酵素（ACE）阻害薬やアンジオテンシンⅡ受容体拮抗薬（ARB）は少量でも低血圧を引き起こすため実際の使用は困難である．自律神経障害のため低下した血圧をレニン・アンジオテンシン・アルドステロン系が亢進し血圧を維持しているのが原因と考えられている．β遮断薬に関してはデータが存在しないが，心不全，低血圧のため使用は困難である．**カルシウム拮抗薬は AL アミロイドーシスでは禁忌**である．アミロイド線維と強く結合し，強い陰性変力作用を生ずる[1-3]．

　硝酸薬は無効である．ジギタリスはアミロイド線維に強く結合するため，ジギタリス中毒をきたしやすい．

> **■ここに注意！■**
>
> 抗不整脈薬の**アミオダロン**に関しては，私見ではあるが AL アミロイドーシスでは高度房室ブロック，心静止をきたすことがあり，使用は勧められない．トランスサイレチンアミロイドーシスでは，心房細動，心房粗動に対して心拍数をコントロールするのに有用であるが，左脚ブロックや房室ブロックを認める場合は投与を避けるべきである．

2）抗凝固療法

　心アミロイドーシスでは**左房内血栓**を生じやすく，心房細動であれば抗凝固療法が必要となる．洞調律でも左房内血栓を生じることがあり，経胸壁エコーで僧帽弁口血流速波形 A 波が 20 cm/秒を下回る場合や，経食道心エコーで左心耳血流が 40 cm/秒を下回る場合は抗凝固療法を行ったほうがよいとされる．

3）AL アミロイドーシスの治療

　AL アミロイドーシスの治療は，同じ形質細胞の異常である多発性骨髄腫の治療に準じて行われてきた．メルファランとプレドニゾロンの治療が 1960 年代から行われ，1980 年代からは**自己末梢血幹細胞移植を併用した高用量メルファラン療法**や，**ビンクリスチン，ドキソルビシン，デキサメタゾン併用療法，高用量デキサメタゾン**などが行

われてきた．高用量メルファラン療法は，心機能が悪い患者だと治療に耐えられないことが多く，心不全患者への適応は困難であった．Mayo Clinic の自己末梢血幹細胞移植を併用した高用量メルファラン療法の適応基準は，①生理学的年齢が70歳以下，②パフォーマンススコアが2点以下，③NYHA クラスがⅠかⅡ，④心臓トロポニンTが0.06 ng/mL 未満，⑤収縮期血圧が90 mmHg 以上，⑥クレアチニンクリアランスが30 mL/分/1.73 m^2 以上（長期透析がない症例），⑦有意な臓器障害が3臓器未満を満たす場合である．1999年以降は，**免疫調整薬 (immunomodulatory drugs：IMiDs)** であるサリドマイド，レナリドミド，ポマリドミドなどが使用されるようになった．また，**プロテアソーム阻害薬**であるボルテゾミブ，カルフィルゾミブなども使用されるようになった．従来の高用量メルファラン療法では，完全寛解率が40％前後であったのに対して，免疫調整薬やプロテアソーム阻害薬は80％前後と寛解率が高く，従来と比して寛解率が向上してきている．免疫調整薬やプロテアソーム阻害薬は，使用ガイドラインが確立されていないが，心不全を有する患者にも比較的安全に使用できる薬剤である．

近年，沈着したアミロイド蛋白を標的とした新しい治療法が開発されている[6]．

a) 抗SAP 抗体

SAP はすべてのアミロイド沈着物の一部を構成する糖蛋白質で，アミロイド線維の安定化と蛋白融解に対する抵抗性を示す物質である．抗ヒトSAP モノクローナル抗体を投与したマウスの内臓に沈着したアミロイドを貪食細胞を介して除去できたとの報告がある．CPHCP は血流に乗って循環するSAP を除去する作用があり，組織に沈着した蛋白を抗SAP 抗体で除去する以前に使用される．フェーズ1トライアルで，特に肝臓に沈着したアミロイドを減少させることが示されている．

b) NEOD001

ミスフォールドした免疫グロブリン軽鎖をターゲットにしたモノクローナル抗体で，心臓の反応は57％，腎臓は60％の例で効果がみられたとの報告がある．

c) ドキシサイクリン

トランスサイレチンアミロイドーシスモデルで有効であったドキシサイクリンは，マウスモデルではアミロイド線維生成を抑制したという報告があり，ケースコントロールスタディーでドキシサイクリンをボルテゾミブなど3剤のレジメに加えることで早期死亡を減少させることが報告されている．

d) 緑茶

併用が心機能，QOL を改善したとの報告があり，緑茶抽出物のAL アミロイドーシス治療に与える影響を調べる単施設ランダム化試験が進行中である．

4) 変異トランスサイレチンアミロイドーシスの治療

変異トランスサイレチンアミロイドーシス患者の肝移植治療は，発症早期に行えばニューロパチーや内臓の臓器障害の進行を抑える有効な手段と考えられる．トランスサイレチンの遺伝子変異のタイプにより肝移植後の予後が異なる．**網膜で産生されるアミロイド**の沈着は抑制できず，眼症状は移植後も進行する．タファミジスは，日本国内で末梢神経障害を伴う変異トランスサイレチンアミロイドーシス患者に保険適用がある．

対症療法として，心臓伝導障害に対しては**ペースメーカ**植込みを行う．心不全に対しては利尿薬，ACE 阻害薬の投与を行うが，ACE 阻害薬は低血圧のため使用が困難な場合が多い．起立性低血圧に対しては，ドロキシドパ，メチル硫酸アメジニウムなどの投与，弾性ストッキング，腹帯の使用などが行われる．

5) 野生型トランスサイレチンアミロイドーシスの治療

野生型トランスサイレチンアミロイドーシスの治療は心不全，不整脈に対する対症療法が主体である．心症状出現後の平均余命は約 5 年である．心不全に対してはフロセミドを中心とする利尿薬を投与する．ジギタリス製剤は中毒を起こしやすいため避けるべきである．人工ペースメーカの適応例には積極的に植込みを行う．野生型トランスサイレチンアミロイドーシスは，他のアミロイドーシスと比して左室駆出分画が低下する症例が多い．また，左脚ブロックを呈する症例があり，NYHA クラスⅢ以上で，左室駆出分画 35％未満，完全左脚ブロック症例では CRT-P の適応がある．心室頻拍や心室細動を呈する症例では，CRT-D の適応がある．近年，野生型トランスサイレチンアミロイドーシスに対するタファミジスの有用性が報告されており，2019 年 3 月 26 日より本疾患に対する保険適用が認められるようになった[7]．

d ケアはどうする？

全身性アミロイドーシスは厚生労働省が行っている**難治性疾患克服研究事業**の対象に指定されている．組織学的にアミロイド沈着が確認される，またはアミロイド沈着を疑わせる検査所見があり，かつアミロイド沈着による臓器機能障害を単一から複数臓器に認める場合が治療対象となる．

AL アミロイドーシスに関しては再発を認めることがあるため，定期的に血中κ/λ免疫グロブリン軽鎖をチェックする．心エコーなどで心機能の経過を観察する．

変異トランスサイレチンアミロイドーシスでは，肝移植症例では眼病変が進行するため，眼科でのフォローを依頼する．房室ブロックの出現に注意を払う．心エコーなどで心機能を経過観察する．末梢神経障害がある患者ではタファミジスを投与し，神経症状

の推移を観察する.

◆文献

1) Falk RH: Diagnosis and management of the cardiac amyloidoses. Circulation **112**: 2047-2060, 2005
2) Falk RH: Cardiac amyloidosis. A treatable disease, often overlooked. Circulation **124**: 1079-1085, 2011
3) Falk RH et al: The systemic amyloidosis. N Engl J Med **337**: 898-909, 1997
4) Rapezzi C et al: Systemic cardiac amyloidosis: disease profiles and clinical courses of the 3 main types. Circulation **120**: 1203-1212, 2009
5) Kumar S et al: Revised prognostic staging system for light chain amyloidosis incorporating cardiac biomarkers and serum free light chain measurements. J Clin Oncol **30**: 989-995, 2012
6) Muchtar E et al: Immunoglobulin Light-Chain Amyloidosis: From Basics to New Developments in Diagnosis, Prognosis and Therapy. Acta Haematol **135**: 172-190, 2016
7) Maurer MS et al: Tafamidis Treatment for Patients with Transthyretin Amyloid Cardiomyopathy. N Eng J Med **379**: 1007-1016, 2018
8) Murtagh B et al: Electrocardiographic findings in primary systemic amyloidosis and biopsy-proven cardiac involvement. Am J Cardiol **95**: 535-537, 2005
9) Rahman JE et al: Noninvasive diagnosis of biopsy-proven cardiac amyloidosis. J Am Coll Cardiol **43**: 410-415, 2004

D 心筋疾患

6 心臓サルコイドーシス

a こんな疾患

　サルコイドーシスは，多臓器に"非乾酪性類上皮細胞肉芽腫"を形成する全身性疾患である．両側肺門リンパ節腫大，肺浸潤，眼，皮膚病変で発症することが比較的多いが，心臓，肝臓，脾臓，耳下腺，神経系，筋肉，骨などにも合併する．なかでも心臓病変の合併は"心臓サルコイドーシス"と呼ばれ，1927年に米国のBernsteinにより最初に報告された．その後の剖検例の検討から，サルコイドーシス罹患臓器のうち，心臓病変の合併はサルコイドーシスの死因として最も重要であることが報告され，**本症の早期かつ正確な診断・治療が生命予後を左右する**ことが明らかとなった．

1) 機序・病態

　発症機序は完全に解明されていないが，発症率や有病率に人種差があり，家族内発症もみられることからも遺伝性素因（疾患感受性）を有する宿主において，図1に示すような機序で，何らかの外来抗原（病原体あるいは環境中の物質など）によって誘導された過敏性免疫反応に起因するものであることまでは明らかになっている[1]．外来抗原としては，環境中に存在するベリリウムなどの無機物や結核菌，アクネ菌などの微生物が報告されている．

　過敏性免疫反応によって生じた肉芽腫性炎症と線維化が"どの臓器"の"どの箇所"に起きるかにより，特徴的な臨床所見を呈するようになる．**心臓サルコイドーシスであれば，高度房室ブロック・致死性心室不整脈などの不整脈，心室リモデリング・心室機能低下などによる心不全が代表的所見であり，突然死や心不全死を引き起こす**（図1）．

2) 疫学

　本症は**比較的中高齢の女性に好発するとされており，わが国では20歳代と50歳代に二峰性のピークがある**．有病率は人口10万人あたり7.5〜9.3人程度とされているが，黒人で35.5人と高率に発症するとの報告もある．心臓病変合併の正確な頻度は不

Ⅱ 疾患各論 知っておきたい循環器希少疾患・病態

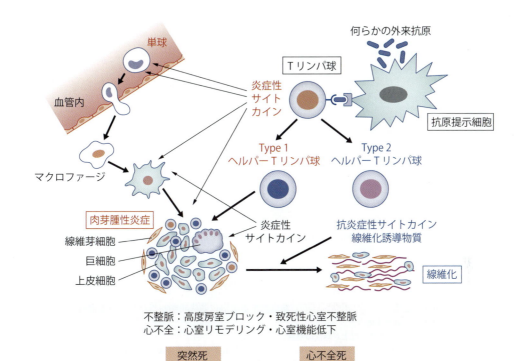

図1 心臓サルコイドーシスにおける非乾酪性類上皮細胞肉芽腫形成の機序および臨床症状
（文献1より改変）

明とされているものの，臨床的には5%程度と考えられ，剖検例の検討ではさらに高いとされている．

b 診断の考え方とポイント

診断は臨床的，画像的所見に加えて，壊死を伴わない非乾酪性類上皮細胞肉芽腫を組織学的に証明して確定されることが基本であるが[2,3]，**心臓サルコイドーシスにおける心内膜心筋生検の陽性率は20〜30%程度と低いうえに，心臓外臓器から確実に病理組織学的証拠を得ることも容易ではないため，最新の診療指針として2016年に日本循環器学会より「心臓サルコイドーシスの診療ガイドライン」が発表された**[4]．

実際に本症を診断する臨床状況は「心臓所見からの鑑別診断」あるいは「心臓外臓器でサルコイドーシスの診断が得られた際の心臓病変スクリーニング」に集約されるため，これら2つの臨床状況における診断アルゴリズムに沿って診断するとよい（表1，図2，3）．

表1	心臓サルコイドーシスの診断基準

組織診断群
心内膜心筋生検あるいは手術などによって心筋内に乾酪壊死を伴わない類上皮細胞肉芽腫が認められる場合
臨床診断群
以下の主・副徴候を基準とし，①・②の臨床状態に応じて臨床診断を行う

1. 主徴候

(a) 高度房室ブロック（完全房室ブロックを含む）または致死性心室不整脈（持続性心室頻拍，心室細動など）

(b) 心室中隔基部の菲薄化または心室壁の形態異常（心室瘤，心室中隔基部以外の菲薄化，心室壁の局所的肥厚）

(c) 左室収縮不全（左室駆出率 50％未満）または局所的心室壁運動異常

(d) ^{67}Ga シンチグラフィーまたは ^{18}F-FDG PET での心臓への異常集積

(e) ガドリニウム造影 MRI における心筋の遅延造影所見

2. 副徴候

(f) 心電図で心室不整脈（非持続性心室頻拍，多源性あるいは頻発する心室期外収縮），脚ブロック，軸偏位，異常Q波のいずれかの所見

(g) 心筋血流シンチグラフィー（SPECT）における局所欠損

(h) 心内膜心筋生検：単核細胞浸潤および中等度以上の心筋間質の線維化

①少なくとも心臓外の1臓器以上で組織診断あるいは臨床診断が得られている場合
1）または 2）のいずれかを満たす場合
1）主徴候（a）～（e）5 項目中 2 項目以上が陽性の場合
2）主徴候（a）～（e）5 項目中 1 項目が陽性で，副徴候（f）～（h）3 項目中 2 項目以上が陽性の場合

②心臓外臓器いずれにおいても確定診断が得られない場合：心臓限局性サルコイドーシス
主徴候（a）～（e）の 5 項目のうち，（d）を含む 4 項目以上が陽性の場合

付記のうち，臨床上特に重要な項目
ⅰ）虚血性心疾患と鑑別が必要な場合は，冠動脈検査（冠動脈造影，冠動脈 CT あるいは心臓 MRI）を施行する
ⅱ）心臓以外の臓器でサルコイドーシスと診断後，数年を経て心臓病変が明らかになる場合がある．そのため定期的に心電図，心エコー検査を行い，経過を観察する必要がある
ⅲ）心臓限局性サルコイドーシスの診断において，（d）を含まない 4 項目以上陽性，または（b），（d）を含めて 3 項目陽性の場合は心臓限局性サルコイドーシスの疑診として扱う

（文献 4 より改変）

　また，診断指針に示されるように，**心内膜心筋生検による組織診断が得られない症例の場合，画像診断が本症診断の要**となる．代表的画像モダリティに関する重要ポイントは以降のようにまとめられる．

1）心エコー

　心病変の肉芽腫性炎症から線維化へと移行すると，病変部に限局した心室壁菲薄化とエコー輝度の上昇が認められるようになる．これが心室中隔基部に生ずると**特徴的な心室中隔基部菲薄化**（図 4）となり，心室自由壁に生ずると心室瘤形成として認められることもある．

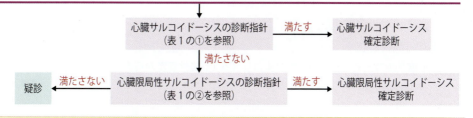

図2 心臓サルコイドーシスの診断アルゴリズム（心臓病変から疑う場合）

(文献4より改変)

2) ^{67}Ga シンチグラフィー

　　ラクトフェリン，トランスフェリンと結合して炎症細胞に取り込まれ，心臓サルコイドーシスの活動性炎症病巣の描出に有用である．心臓は生理的集積部位ではないため，集積が認められた場合には活動性の心臓病変があると診断できる一方，診断感度は64〜77％程度と決して高いとは言えず，検査陰性の場合に本症を除外することは困難である．

3) ガドリニウム造影心臓 MRI (図5)

　　特に遅延造影の存在が診断に有用とされており，その診断感度は80〜100％と非常に高いとされている．本症における遅延造影の特徴として，①心基部寄りの中隔，次いで側壁に比較的多く存在するが，いずれの部位にも存在し得ること，②心外膜側あるいは全層性に局在すること，が報告されており，活動性炎症と線維化を主に反映しているとされている．

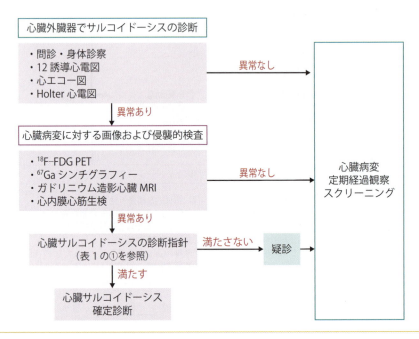

図3 心臓サルコイドーシスの診断アルゴリズム（心臓外病変からのスクリーニング）

(文献4より改変)

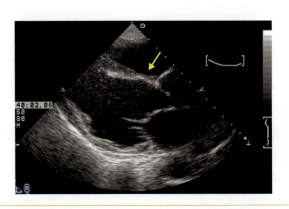

図4 心臓サルコイドーシスにおける心室中隔基部菲薄化
黄矢印は菲薄化部位を示している

4) ^{18}F-FDG PET（図6）

^{18}F-FDGはグルコース代謝が活発な細胞（脳細胞，心筋細胞，がん細胞，炎症細胞など）に多く取り込まれるため，炎症の存在が陽性集積像として描出される．炭水化物摂取後には心筋細胞のグルコース利用が亢進するため，本検査では心筋への生理的

Ⅱ 疾患各論 知っておきたい循環器希少疾患・病態

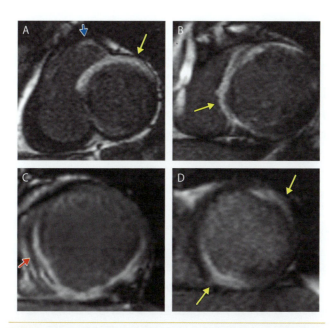

図5 心臓サルコイドーシスのガドリニウム造影心臓MRI所見
　心臓サルコイドーシスではさまざまな部位にさまざまなパターンの遅延造影を認める場合がある．
　　⇒：左室心外膜側〜全層性の遅延造影
　　→：右室の遅延造影
　　→：左室中層の遅延造影

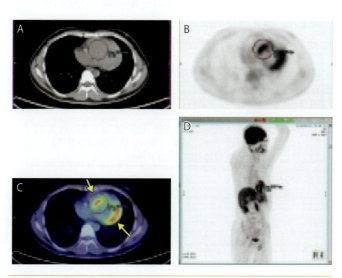

図6 心臓サルコイドーシスの^{18}F-FDG PET所見
　左室心筋基部側を主体に取り込みを認める（矢印）．

121

FDG集積を十分抑制しなければならず，正確な活動性炎症の評価には以下の前処置が推奨されている[5]．

①検査前12時間（可能であれば18時間）は絶食とする．
②検査前夜の食事は低炭水化物食（炭水化物5g未満）とする．
③検査直前のヘパリン投与によって血中遊離脂肪酸の上昇を図る（必ずしも必須ではない）．

C 治療はどうする？

本症の治療は免疫抑制療法，心不全治療，不整脈治療の3本柱で行う．

サルコイドーシスの予後は心臓病変の有無により左右されるため，感染症のほか免疫抑制療法のリスクが突然死リスクを上回らないと考えられるかぎりは，心臓サルコイドーシスの診断が得られた段階で全例に免疫抑制療法を行うことが望ましい[6,7]．また，高度房室ブロック，致死性心室不整脈や心不全などの各種病態に対して適切な治療を行う．

1）免疫抑制療法

原則，プレドニゾロンを図7のプロトコールに基づき使用する．減量はステロイドの副作用を考慮し，臨床症状の増悪がないこと，^{67}Gaシンチグラフィーや^{18}F-FDG

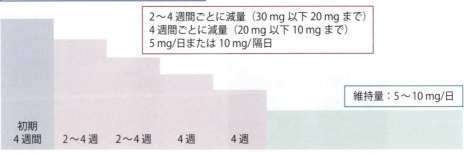

図7 心臓サルコイドーシスにおけるステロイドの一般的投与法

（文献4より改変）

PETによる活動性炎症の消退を確認しながら段階的に行う．これら画像による**活動性炎症改善の評価タイミングは，初期投与期間の終了時（4週目），維持量に入った直後（12〜16週後）で行うことが多く，再燃がなければ維持量で半年〜1年ごとに活動性炎症を評価する**．

維持量の投与期間に関しては，中止により心臓死を増加させることを示唆する報告もあり[8]，維持量（活動性炎症を抑制できる最小用量）を長期にわたって継続する．経過観察中に活動性炎症の再燃を認めた場合は，再入院のうえ，プレドニゾロンの初期投与量を投与することもあるが，維持量の倍量（10〜20 mg/日）に再増量後，同じプロトコールで漸減することで外来通院のみでコントロールを得られることもある．

2）心不全治療

慢性心不全の診療ガイドライン[9]に基づいた一般的な心不全管理の基本方針（ACE阻害薬，β遮断薬，ミネラルコルチコイド受容体拮抗薬，心臓再同期療法など）を行う．

重症心不全に対する心臓移植に関しては，一般的に心臓サルコイドーシスは適応になり得る疾患であることを知っておく必要がある．

> ■**ここに注意！**■
>
> 心臓サルコイドーシスにおける心臓移植，補助人工心臓の適応は一般的な心疾患の適応と変わりないとされている．しかし，拡張型心筋症などとは異なり，心臓サルコイドーシスには特異的治療としてステロイド投与があることから，移植適応評価の時点までに十分なステロイド治療が施行され，かつ活動性炎症の消失が確認されている必要がある．

3）不整脈治療

心臓サルコイドーシスでは高度房室ブロック，心室頻拍，心室細動などの致死性重症不整脈が比較的高頻度で合併することから，突然死の予防という観点からも，不整脈に対する適切な管理が重要である．

房室ブロックなどの徐脈性不整脈に対しては恒久的ペースメーカ，心機能低下例あるいは心室頻拍や心室細動などの頻脈性不整脈に対しては植込み型除細動器によるデバイス治療が中心となる．デバイス植込みに伴う感染や手術創修復遅延などの副作用も考慮する必要性からデバイス植込み後にステロイドを開始する治療戦略が主流となっている．なお，心機能が低下した症例（左室駆出率35%以下）に対しては右室単独ペーシングよりも両室ペーシングが望ましいとされている．

適切なステロイド治療にもかかわらず，不整脈の管理に難渋する症例も少なくないため，植込み型除細動器を留置したうえで，心室不整脈に対する抗不整脈薬（β遮断薬，アミオダロン，ソタロールなど）による薬物治療やカテーテルアブレーションも適応となる．

d ケアはどうする？

サルコイドーシスは厚生労働省が実施する難治性疾患克服研究事業の対象（特定疾患）に指定されており，以下の対策がとられている．

①調査研究の推進
②医療施設などの整備
③地域の医療・保健福祉の充実・連携
④ QOL の向上を目指した福祉政策の充実
⑤医療費の自己負担の軽減

特に，⑤に関しては，心臓サルコイドーシスの診断が得られた段階でステロイド治療の適応となるため，公費助成の対象となる重症度ⅢとⅣに分類されることを担当医は知っておく必要がある．

◇文　献

1) Yazaki Y: How should we evaluate the activity of myocardial inflammation and guide corticosteroid treatment in patients with cardiac sarcoidosis?. Circ J **79**: 1450-1452, 2015
2) Judson MA et al: The WASOG sarcoidosis organ assessment instrument: an update of a previous clinical tool. Sarcoidosis Vasc Diffuse Lung Dis **31**: 19-27, 2014
3) Birnie DH et al: HRS expert consensus statement on the diagnosis and management of arrhythmias associated with cardiac sarcoidosis. Heart Rhythm **11**: 1305-1323, 2014
4) 日本循環器学会ほか：2016 年版心臓サルコイドーシスの診療ガイドライン，2016. http://www.j-circ. or.jp/guideline/pdf/JCS2016_terasaki_h.pdf(最終確認日：2019 年 6 月 28 日)
5) 心臓サルコイドーシスの FDG PET 診断に関する委員会：心臓サルコイドーシスに対する ^{18}F FDG PET 検査の手引き．日心臓核医誌 **15**: 35-47, 2013
6) Nagai T et al: Effect of corticosteroid therapy on long-term prognosis in patients with cardiac sarcoidosis. Circ J **79**: 1593-1600, 2015
7) Kandolin R et al: Cardiac sarcoidosis: epidemiology, characteristics, and outcome over 25 years in a nationwide study. Circulation **131**: 624-632, 2015
8) Nagai T et al: Effect of discontinuation of prednisolone therapy on risk of cardiac mortality associated with worsening left ventricular dysfunction in cardiac sarcoidosis. Am J Cardiol **117**: 966-971, 2016
9) 日本循環器学会ほか：急性・慢性心不全診療ガイドライン(2017 年改訂版)，2017. http://www.asas. or.jp/jhfs/pdf/topics20180323.pdf(最終確認日：2019 年 6 月 28 日)

D 心筋疾患

7 筋ジストロフィー

a こんな疾患

1）概念

筋肉には横紋筋と平滑筋の2つの種類があり，横紋筋には骨格筋と心筋がある．骨格筋は姿勢を保ち，身体を動かすのに必要な筋肉である．筋ジストロフィーとは，骨格筋の正常機能に不可欠な蛋白質に遺伝的変異が生じることにより細胞膜が弱くなり，筋肉の変性壊死が進行して，筋萎縮や脂肪化，線維化，拘縮が生じる結果，運動機能や嚥下機能，呼吸機能，心機能など，さまざまな機能障害が引き起こされる疾患の総称である．

2）病型

遺伝子の変異から細胞の機能障害に至る過程は疾患ごとに異なるものの，筋肉が変性壊死を生じてからの過程は共通性が高いため，類似した臨床病型に分類される．代表的な病型としては，ジストロフィン異常症，肢帯型筋ジストロフィー，先天性筋ジストロフィー，筋強直性ジストロフィー，Emery-Dreifuss型筋ジストロフィーなどがある（表1）．

ジストロフィン異常症は，X染色体劣性遺伝であるため，通常男児のみに発症すると思われがちであるが，最近ジストロフィンの片方に変異を持ち，運動障害や心不全を呈する女性の存在（女性ジストロフィン異常症）が報告されるなど，現在でも疾患概念の再構成が行われ続けている領域でもある．

3）有病率

一説によると有病率としては人口10万人あたり17〜20人と推定され，その内訳は，ジストロフィン異常症が4〜5人，肢帯型が1.5〜2.0人，先天性が0.4〜0.8人，筋強直性が9〜10人，Emery-Dreifuss型が0.1人未満，顔面肩甲上腕型が2人，眼咽頭筋型が0.1人未満とされている．

表1 筋ジストロフィーの臨床病型分類

臨床病型	遺伝形式	臨床症状（罹患筋部位，その他）
ジストロフィン異常症	X染色体連鎖	近位筋，心不全，CK上昇，巨舌
肢帯型	常染色体優性/劣性	近位筋，心不全，心伝導障害，QT延長．ラミン異常症やデスミン異常症，サルコグリカン異常症など雑多な疾患が含まれる
先天性	常染色体優性/劣性	福山型では知能障害，心不全，CK上昇．ラミン異常症では心伝導障害，不整脈，心不全
筋強直性	常染色体優性	遠位筋，斧様顔貌，若禿，精神発達遅延，心伝導障害
Emery-Dreifuss型	X染色型連鎖，常染色体優性/劣性	近位筋，心伝導障害，不整脈，関節拘縮（肘，足首，脊椎）
顔面肩甲上腕型	常染色体優性	翼状肩甲，ポパイの腕，QT延長
眼咽頭筋型	常染色体優性/劣性	中年発症，眼瞼下垂，構音・嚥下障害

下線部は循環器疾患を示す．

b 診断の考え方とポイント

　基本的には運動機能の低下であるが，呼吸機能障害，心筋障害，嚥下機能障害，消化管症状，骨代謝異常，内分泌代謝異常，眼症状，難聴，中枢神経障害などのさまざまな症状を呈し，発症年齢，遺伝形式もさまざまである．したがって，本項では筋ジストロフィーのなかでも代表的なジストロフィン異常症を中心に述べる．

1）ジストロフィン異常症（Duchenne型，Becker型筋ジストロフィー）

　筋ジストロフィーのなかでも代表的なものは，Duchenne型筋ジストロフィーである．筋ジストロフィーを1つの疾患概念として体系化したフランス人医師Duchenneに由来する．

a）病因

　Duchenne型とBecker型は，心筋細胞のジストロフィン蛋白の欠損が原因である．ジストロフィンは筋肉の細胞膜の内側に存在し，細胞膜を支えるのに不可欠な蛋白質である（図1）．ジストロフィンが完全に欠損するDuchenne型に対し，不完全ながらジストロフィンが存在する**Becker型はDuchenne型より軽症である**．

b）経過

　Duchenne型では，多くの場合，2〜5歳で動揺性歩行や階段昇降困難などにより気づかれ，10歳頃に歩行困難となる．脊柱や胸郭の変形，心筋障害に伴って，呼吸機能，

Ⅱ　疾患各論　知っておきたい循環器希少疾患・病態

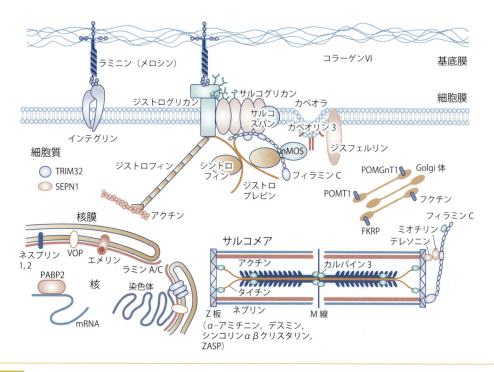

図1　筋ジストロフィーに関連する蛋白

心機能の低下が次第に強くなり，その後，肺炎，呼吸不全，心不全などで死亡する．骨格筋障害の程度と心筋障害の進行は一致しない[1]．近位筋の低下のために，床から起きるときに，床から膝，大腿と手をついて立ち上がる（Gowers徴候）．ふくらはぎが肥大することがあり，筋肉ではないので仮性肥大と呼ばれる．

Becker型では，発症は5〜15歳でその後の経過もゆるやかであり，歩行不能になるのは20歳代後半以降が多い．心筋の障害が早期から生じる例もあり，四肢の筋力障害がほとんどないのに重症心筋症となる場合もある．

c) 心電図

Duchenne型筋ジストロフィーの12誘導心電図では，古典的にはV_1誘導の高いR波，V_1誘導のRSr'パターンまたは，多相性R波，$V_{5,6}$誘導の深いQ波が有名である．V_1誘導の高いR波は後壁の電気的興奮の減少を，$V_{5,6}$誘導の深いQ波は側壁の電気的興奮の減少を反映しているとされている[1]．その後も，PR間隔の短縮，右室肥大，Ⅱ，Ⅲ，aV_F，$V_{5,6}$誘導でのQ波といった特徴が報告されている．

d) 脳性ナトリウム利尿ペプチド (BNP)

Duchenne型筋ジストロフィーでは，同程度の収縮機能障害のある拡張型心筋症と

比較し，左室拡張末期径の拡大は軽度で，BNP 値は低い[2]．運動機能障害のため左室筋が伸展されにくいことや，心筋が線維化組織に置き換えられて分泌能が低下しているなどの説があるが，詳細は不明である．BNP 100 pg/mL 未満でも，軽症と判断できないことに注意する．

e) 心エコー

左室後壁基部より心機能障害が始まることが特徴であり[1]，経過とともに側壁，心尖部へと広がり，さらに進行すると左室全体に及ぶとされている．臨床的に心筋症は 10 歳から明確となり，18 歳以上では全例で異常所見を認める．

これまで左室駆出分画が筋ジストロフィーの左室機能障害の診断に用いられてきたが，より早期に心機能障害を診断するためにさまざまな研究がなされてきた．心筋ストレインエコー法は，局所心筋の伸展と圧縮を数値化し，心機能の定量的評価が可能である．初期のストレインエコー法では，組織ドプラ法を用いて計算していたが，その後，局所心筋の斑紋を追跡（トラッキング）するスペックルトラッキング法が開発されると，従来の心エコー法では診断できなかったような潜在的な心機能障害が，ストレインエコー法で次々と明らかにされるようになった．

最近では，ストレインを計算する技術がさらに進化し，三次元データを用いるスペックルトラッキング・ストレイン心エコー法が実用化されている．Duchenne 型筋ジストロフィー（平均年齢 8.8±1.9 歳）とコントロール群を含む計 56 人の小児を対象とした研究では，一般心エコー指標では筋ジストロフィー群の左室機能は正常であったが，三次元データを用いて左室全体のストレイン（グローバルエリアストレイン）を計算すると，コントロール群の−30.7±4.1 に対し，−25.3±4.9 と有意な差を認めた．ROC 解析では AUC 値 0.80 であり，カットオフ値−29.5 を用いると，感度 85.7%，特異度 71.0% で筋ジストロフィー患者を診断可能であった[3]．

f) MRI

ストレインは MRI を用いても計算可能であり，**心筋障害の検出には，左室短軸断面の円周方向のストレインが有用である**．70 人の Duchenne 型筋ジストロフィー患者と健常者で左室駆出分画と円周方向のストレインを計測し，健常コントロールの A 群，10 歳以下の B 群，10 歳より年長で左室駆出分画正常の C 群，左室駆出分画低下をきたし遅延造影（−）の D 群，遅延造影（＋）の E 群に群分けすると，この円周方向のストレインは，左室駆出分画がまだ低下していない 10 歳以下の B 群からすでに有意に低下しており，以降，C 群から E 群まで段階的に有意な低下を認めた[4]．この円周方向のストレインが，薬物治療の効果判定に用いられたこともある．

造影 MRI では，心筋壊死や線維化した組織で高信号（遅延造影）を示す．**Duchenne 型筋ジストロフィーでは，遅延造影は加齢および左室駆出分画低下とともに増加する**．

左室 infero-lateral 分画（後壁）の心外膜下や中層で高頻度に観察される．また，遺伝子キャリアにすぎない母親にも，その過半数で遅延造影を認めたという報告がある[5]．

そのほか，新たな心筋性状評価法として T1 mapping と心筋組織の細胞外容積分画（extra-cellular volume fraction：ECV）がある（図2）．心筋組織は静磁場内で固有の T1 値を持っており，ピクセルごとにこれを計算すると心筋における T1 map を作成することができる[6]．造影前の T1 値（native T1）は，心筋細胞内成分と細胞外の間質成分の両者を反映するとされる．心筋浮腫，線維化，アミロイドーシスでは T1 緩和時間は延長し，心 Fabry 病や鉄沈着では短縮する．ECV は，造影前後における心筋と左室内腔血液の T1 緩和時間を測定し，ヘマトクリット値で補正して計測される指標であり，心筋線維化で増加することが知られている．**Duchenne 型筋ジストロフィーでは native T1 や ECV が高値を示す**ことが知られており，早期の潜在的心筋障害を反映しているのではないかと考えられている．

2）肢帯型筋ジストロフィー

常染色体劣性遺伝で多くは孤発例であり，10〜20 歳代の発症で，上下肢の近位筋（肩周辺，腰周辺）の障害から始まるものを広く包含しているため，種々雑多な疾患が含まれている．かつては悪性肢帯型と呼ばれたものは，最近ではサルコグリカン異常症とされている．小児〜成人発症のラミン異常症（心伝導障害・不整脈，心不全，関節拘縮，リポジストロフィー，Charcot-Marie-Tooth 病，早老症）や思春期〜成人発症のデスミン異常症（心伝導障害・不整脈，心不全，呼吸不全）などもここに分類される．

3）先天性筋ジストロフィー

生下時あるいは生後数ヵ月以内に発症する筋ジストロフィーを先天性筋ジストロフィーと総称する．このなかには中枢神経系障害を伴うものと伴わないものがあり，前者の代表が福山型である．

福山型は，わが国では先天性のなかで最多で，常染色体劣性遺伝をとる．生後 7 ヵ月までに筋力低下で発症し，歩行は不可能である．骨格筋，眼，脳に障害が及び，高度の知能障害をきたす．乳幼児発症のラミン異常症もあり，やはり心伝導障害や心不全を発症する．

4）筋強直性ジストロフィー

常染色体優性遺伝．成人では最多で，10〜30 歳代の発症が多く，筋緊張（ミオトニア）と四肢遠位部からの発症に加え，白内障，禿頭，心伝導障害，糖尿病，知能障害など多彩な症状が特徴である．

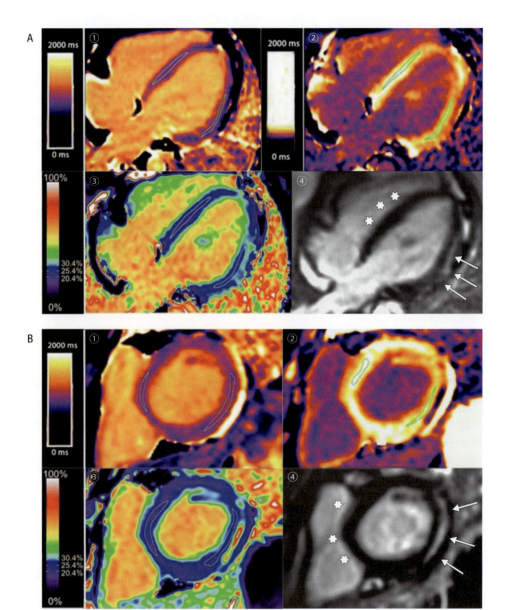

図2 Duchenne 型筋ジストロフィーの典型的 MRI 所見
　A：四腔断面像，B：左室短軸像
　①：native T1 map，②：造影後 T1 map，③：細胞外容積分画（ECV），④：遅延造影（LGE；矢印は左室心外膜下の高輝度部位の LGE を示し，星印は正常心筋部を示す）

（文献6より引用）

5）Emery-Dreifuss 型筋ジストロフィー

X 連鎖劣性遺伝と常染色体優性遺伝があり，2〜10 歳前後の発症．筋力低下は軽度であるものの，早期から肘，手，足関節に拘縮がみられるのが特徴である．もう 1 つの特徴は心伝導障害を伴うことで，完全房室ブロックをきたす．

C 治療はどうする？

人工呼吸管理の発達により，Duchenne 型筋ジストロフィー患者の生命予後は，この 30 年で，10 歳代から 30 歳半ばまでに改善した．心機能障害の進行を少しでも遅らせるため，治療介入の時期を逸しないことが重要と考えられている．

1）ステロイド治療

Duchenne 型筋ジストロフィーの骨格筋障害に対する副腎皮質ステロイドホルモンの有効性に関しては 1974 年に初めて報告され，2015 年に，長期ステロイド投与が経年的な心筋の線維化を抑制することが発表された[7]．さらに最近，長期予後に関する報告が掲載され，440 例の患者を 10 年間フォローアップしたところ，運動能の喪失リスクや上肢疾患進行リスク，死亡リスクが有意に低下することが示された[8]．**ステロイド治療は，5 歳頃で運動機能がプラトーとなった時期に開始し，歩行不能となっても副作用に注意しながら継続する**．

2）心不全治療

心筋障害に対する一般的な薬物治療として，左室駆出分画の保たれた早期に，アンジオテンシン変換酵素（ACE）阻害薬とミネラルコルチコイド受容体拮抗薬や，タダラフィルを投与開始すると疾患の進行を抑制したなどの報告がある．β遮断薬の有効性に関しては議論もあるが，肯定的な意見もあり，2013 ACCF/AHA 心不全ガイドラインでは使用が推奨されている．

3）非薬物治療

非薬物治療としては，心臓再同期療法（cardiac resynchronization therapy：CRT），植込み型除細動器（(implantable cardioverter defibrillator：ICD），左室形成術，補助人工心臓（left ventricular assist device：LVAD），心移植などがある．伝導障害や心室不整脈に対し，CRT や ICD あるいは CRT-D はすでに確立された治療法である．左室形成術，LVAD，心移植といった治療に関しては，骨格筋機能が軽症で重症心筋症を合併する Becker 型などのタイプにおいては，適応となり得る．

4) 今後期待される治療

Duchenne型筋ジストロフィーでは，遺伝子異常により正常なジストロフィン蛋白を作れないことが問題である．そこで，ジストロフィン蛋白が正常に作れるようにする遺伝子治療が考案されている．

a) エクソン・スキップ治療

Duchenne型では，エクソン欠失が原因で遺伝子の読み枠にずれ（フレームシフト）が起きて，そのためにジストロフィン蛋白合成がストップするタイプが大部分を占めるとされている．そこで人工的に核酸に似せた薬剤により，特定のエクソンをスキップすることで正常な遺伝子だけを読むようにすれば，やや短く不完全ではあるが，機能をもつジストロフィンの発現を誘導することができる．この方法により，重症のDuchenne型をより進行の遅いBecker型へと変化させることができ，症状の改善が期待できる．

ただし，遺伝子変異は多様であるために現在のところ治療対象が限定されること，人工核酸薬は代謝されてしまうため反復投与の必要があることや，心筋に対しては治療効果があまり期待できない，などの課題もある．

b) 遺伝子置換療法

ジストロフィン蛋白が作れるような遺伝子を外から導入する方法である．アデノ随伴ウイルス（adeno-associated virus）がベクターとして用いられるが，問題は運搬できる遺伝子の量に限界があることである．そこで，ジストロフィン遺伝子の必要不可欠な部分だけを残したマイクロジストロフィン遺伝子を作成し，遺伝子導入する方法が試みられている．筋ジストロフィー犬を用いた実験では，筋症状の明らかな改善効果を認めたことが最近報告された[9]．

c) ゲノム編集

CRISPR-Cas9を用いて遺伝子編集を行う方法も研究されている[10]．CRISPR-Cas9システムは，ゲノム中で任意の領域を切断できる遺伝子改変ツールで，目的配列を含むドナーベクターを一緒にトランスフェクションすると相同組み換えにより，切断部位に特定配列のノックインもできる技術であり，症状改善が期待できるが，まだ基礎研究段階である．

d ケアはどうする？

筋ジストロフィーは厚生労働省が実施する難治性疾患克服研究事業の対象（特定疾患）に指定されている．また，神経・筋疾患患者登録サイトRemudy（http://www.remudy.jp/）に登録しておくと，対象となる可能性がある最新治験について情報提供を受けられる．

◇文献

1) Heymsfield SB et al: Sequence of cardiac changes in Duchenne muscular dystrophy. Am Heart J **95**: 283-294, 1978
2) Demachi J et al: Characteristics of the increase in plasma brain natriuretic peptide level in left ventricular systolic dysfunction, associated with muscular dystrophy in comparison with idiopathic dilated cardiomyopathy. Neuromuscul Disord **14**: 732-739, 2004
3) Yu HK et al: Initial application of three-dimensional speckle-tracking echocardiography to detect subclinical left ventricular dysfunction and stratify cardiomyopathy associated with Duchenne muscular dystrophy in children. Int J Cardiovasc Imaging **35**: 67-76, 2019
4) Hor KN et al: Circumferential strain analysis identifies strata of cardiomyopathy in Duchenne muscular dystrophy: a cardiac magnetic resonance tagging study. J Am Coll Cardiol **53**: 1204-1210, 2009
5) Mavrogeni S et al: CMR detects subclinical cardiomyopathy in mother-carriers of Duchenne and Becker muscular dystrophy. JACC Cardiovascular imaging **6**: 526-528, 2013
6) Olivieri LJ et al: Native T1 values identify myocardial changes and stratify disease severity in patients with Duchenne muscular dystrophy. J Cardiovasc Magn Reson **18**: 72-82, 2016
7) Tandon A et al: Myocardial fibrosis burden predicts left ventricular ejection fraction and is associated with age and steroid treatment duration in duchenne muscular dystrophy. J Am Heart Assoc **4**: e001338, 2015
8) McDonald CM et al: Long-term effects of glucocorticoids on function, quality of life, and survival in patients with Duchenne muscular dystrophy: a prospective cohort study. Lancet **391**: 451-461, 2018
9) Le Guiner C et al: Long-term microdystrophin gene therapy is effective in a canine model of Duchenne muscular dystrophy. Nat Commun **8**: 16105, 2017
10) Maeder ML et al: Genome-editing Technologies for Gene and Cell Therapy. Mol Ther **24**: 430-446, 2016

D 心筋疾患

8 アルコール性心筋症

a こんな疾患

　アルコール性心筋症 (alcoholic cardiomyopathy) は，長期間のアルコール過剰摂取が原因の心筋疾患であり，1995 年の WHO/ISFC 心筋症分類では原因が特定できる「特定心筋症」に分類されている．病初期は左室拡張障害・左室肥大を認め，進行すると左室壁運動のびまん性低下を呈し，拡張型心筋症 (dilated cardiomyopathy：DCM) に類似した機能・形態へと変化する．検査で特徴的な所見を認めることはまれであり，DCM 様所見を認めた場合にアルコール性心筋症の可能性を疑って**飲酒歴を調べることが診断の鍵となる**．すべての大酒家が本疾患に罹患するわけではないが，一般に **1 日 90 g 以上のアルコールを 5 年以上にわたり継続して摂取すると本疾患を発症する確率が高くなる**といわれている．本疾患の診断後は，心不全の病態に準じた標準的治療を行うが，**最も効果的な治療は断酒である**．断酒後の早期の心機能回復により，本疾患の診断に至るケースも少なくない．

1) 機序・病態

　発症機序はまだ十分に明らかにされていないが，**アルコール (エタノール) およびアルコールの代謝産物であるアセトアルデヒドによる心筋障害説が有力である**．アセトアルデヒドは，エタノールが肝細胞に取り込まれた後，細胞質でアルコール脱水素酵素 (ADH) によるエタノールの酸化反応で生じる代謝産物であり (図 1)，エタノールよりも約 10 倍強い細胞毒性がある[1]．アセトアルデヒドは，主にミトコンドリアに存在するアルデヒド脱水素酵素 2 (ALDH2) により無害な酢酸に分解される．解毒作用を有する ALDH2 には遺伝子多型が存在することが知られており，飲酒量のみならず，アセトアルデヒドの分解能力の違いがアルコール性心筋症の発症に影響する可能性が示唆されている[2]．

　アルコールまたはアセトアルデヒドは直接心筋障害を引き起こす，あるいは交感神経系やレニン・アンジオテンシン (RAS) 系の活性化などを介して間接的に心筋細胞にお

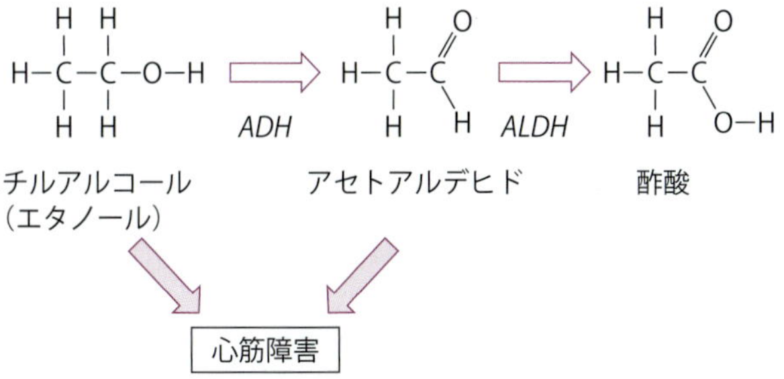

Ⅱ　疾患各論　知っておきたい循環器希少疾患・病態

図1 アルコールの代謝経路
ADH：アルコール脱水素酵素，ALDH：アルデヒド脱水素酵素

けるアポトーシスの誘導，蛋白合成低下・分解促進，カルシウム感受性低下，酸化ストレス・カルシウム過負荷によるミトコンドリア機能障害などを引き起こし，心筋細胞の脱落や心筋収縮力の低下により DCM に類似した心筋障害をきたすと考えられている[3,4]．

　大量かつ長期間の飲酒がアルコール性心筋症の原因であるが，**心不全特有の症状（息切れなど）が出現するまでの平均飲酒期間は約 15 年と長い**ことが予想される[3]．一方，**アルコール性心筋症患者の多くは，症状が顕在化する以前に DCM に類似した機能・形態の変化を認める**ことが知られている．アルコール性心筋症の予後については，診断後に断酒を行った場合は DCM とほぼ同等だが，**診断後も飲酒を継続した場合は 5 年生存率で約 50％，10 年生存率で約 30％と，DCM と比べて予後不良である**[5]．

2）疫学

　アルコール量と心疾患の関係については J カーブ現象を認めることが知られており，少量から中等量の飲酒はむしろ心血管病の罹患率や死亡率を減らすことが期待される一方，**大量の飲酒は心血管病の発症リスクおよび死亡率を増加させる**[6]．アルコール性心筋症の罹患率は報告によってばらつきがあるものの，**すべての心筋症の約 3.8％とされ，比較的多く遭遇する心筋疾患である**[3]．また，アルコール性心筋症は特異的な所見に乏しく診断が困難なケースもあるため，DCM と診断された患者のうち 21〜32％はアルコール心筋症との報告もある[7]．性差では，女性よりも**男性患者の数が多い**．ただし，女性は一般にアルコール代謝に関わる酵素活性が低い傾向にあるため，男性と比べてより少ないアルコール量で心筋障害が出現しやすい可能性がある[4]．

135

表1 アルコール量の計算式

●アルコール量（g）＝お酒の量（mL）× ［アルコール度数（%）÷100］ ×比重 0.8

（例1）ビール（アルコール度数5%）500 mL の場合
　　アルコール量（g）＝500 mL×（5%÷100）×0.8＝20 g

（例2）日本酒（アルコール度数15%）1 合*の場合
　　アルコール量（g）＝180 mL×（15%÷100）×0.8＝21.6 g

*1 合＝180mL

b 診断の考え方とポイント

　アルコール性心筋症は，**DCM に類似した所見（左室の拡張・収縮障害）を認め，な おかつ大量の飲酒歴がある場合**に診断できる．なお，**完全断酒により比較的早期（3〜 6ヵ月以内）に心機能の著明な改善がみられた場合，より診断は確実なものとなる**．

　診断の最大のポイントは飲酒歴である．一般に，**「1 日 90 g 以上のアルコールを 5 年以上にわたり継続して摂取している」場合に大量飲酒と判断するとよい**．飲酒量につ いては，アルコール量の計算式（**表1**）を用いて計算するとよい．なお，アルコールの 代謝能には個人差があり，より少ない量でアルコール性心筋症を発症するケースがある ことも念頭に置く必要がある．

　次に各種検査所見の特徴を解説する．基本的には DCM に類似した所見を認める．

1）心エコー（図2）

　病初期は左室拡張障害・左室肥大を認める（この時点で症状が顕在化することはまれ である）．さらに病状が進行すると，左室の拡大および左室壁運動のびまん性低下をき たし，DCM に類似した所見を認めるようになる．

2）心筋生検

　DCM に類似した所見を認めることが多く，特徴的所見に乏しい．ただし，進行例で は，間質の線維化や，電子顕微鏡像にてミトコンドリアの膨化（swelling），クリステ の破壊などを認めることもある．

C 治療はどうする？

これまでのところ，大規模臨床試験により証明された有効な治療法はない．断酒が最も重要な治療法であることはいうまでもないが，同時に心不全の標準的治療を行うことが推奨されており，アンジオテンシン変換酵素（ACE）阻害薬またはアンジオテンシンⅡ受容体拮抗薬（ARB）をベースとした内服加療を行い，病態に応じて利尿薬などを追加する．また，左室収縮不全を認める場合は，β遮断薬の投与も考慮すべきである．

> **■参考となる症例■**
>
> 56歳男性．健診で不整脈を指摘され，心エコー図上で左室拡大（左室拡張末期径59 mm），左室壁運動のびまん性低下（左室駆出分画34％）を認めた（図2A）．毎日アルコール100 g相当の焼酎を5年以上飲んでおり，アルコール性心筋症と診断された．
>
> 診断後，断酒を実践し，ACE阻害薬およびβ遮断薬の内服を開始したところ，6ヵ月後には左室壁運動は正常化した（左室駆出分画62％；図2B）．

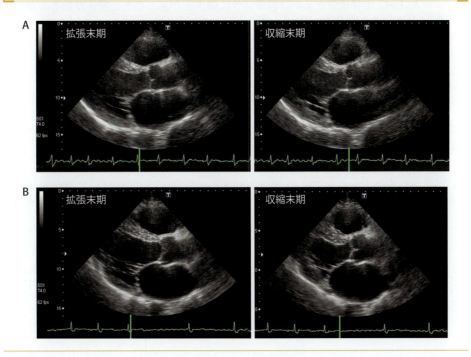

図2 参考となる症例：アルコール性心筋症の心エコー所見
断酒前（A）および断酒後（B）の胸骨左縁長軸像（拡張末期・収縮末期）を示す．
（砂川市立病院，松谷健一先生より提供）

d　ケアはどうする？

　アルコール性心筋症患者のケアにおいては，診断後にいかに断酒を継続できるかが重要な鍵となる．アルコール性心筋症患者のなかには，アルコール依存の患者もおり，飲酒への欲求が強く，精神的・身体的依存により本人が断酒をしたくても飲酒をやめられないケースもある．このような場合，精神科医・臨床心理士，さらには家族とも連携し，断酒を実践するための包括的なサポート体制を構築する必要がある．

■トピックス■

アルコール脱水素酵素の１つである ALDH2 は，肝臓のみならず心筋にも存在することが明らかとされており，アルコールの代謝のみならず，抗酸化作用を有することが知られている．DCM 患者では，心筋での ALDH2 の発現量が低下していることが報告されており[8]，飲酒量に依存しないかたちで，心筋 ALDH2 量の低下が酸化ストレスを介して心筋障害に関与している可能性が示唆されている．アルコール性心筋症において，心筋障害の程度が必ずしも飲酒量に比例しないことは，ALDH2 の発現量あるいは酵素活性に個人差があることと関係があるのかもしれない．

◇文献

1) Brien JF, Loomis CW: Pharmacology of acetaldehyde. Can J Physiol Pharmacol **61**: 1-22, 1983
2) Zhang Y, Ren J: ALDH2 in alcoholic heart diseases: molecular mechanism and clinical implications. Pharmacol Ther **132**: 86-95, 2011
3) Piano MR: Alcoholic cardiomyopathy: incidence, clinical characteristics, and pathophysiology. Chest **121**: 1638-1650, 2002
4) George A, Figueredo VM: Alcoholic cardiomyopathy: Review. J Card Fail **17**: 844-849, 2017
5) Fauchier L et al: Comparison of long-term outcome of alcoholic and idiopathic dilated cardiomyopathy. Eur Heart J **21**: 306-314, 2000
6) di Castelnuovo A et al: Alcohol dosing and total mortality in men and women: an updated meta-analysis of 34 prospective studies. Arch Intern Med **166**: 2437-2445, 2006
7) Regan TJ: Alcohol and the cardiovascular system. JAMA **264**: 377-381, 1990
8) Sun A et al: Aldehyde dehydrogenase 2 ameliorates doxorubicin-induced myocardial dysfunction through detoxification of 4-HNE and suppression of autophagy. J Mol Cell Cardiol **71**: 92-104, 2000

D 心筋疾患

9 薬剤性心筋症

a こんな疾患

近年，わが国では高齢化に伴い，国民の 2 人に 1 人はがんに罹患する時代となった．そして，新たな分子標的治療薬の登場など，がん化学療法の進歩によって著しく生命予後が改善しており，いわゆる「がんサバイバー」が増加している．

がんサバイバーで問題となる心血管系合併症は，心不全・血栓塞栓症・動脈硬化・不整脈・高血圧など多岐にわたり，がん再発に次ぐ第 2 の死因として重要である[1]．なかでも抗がん剤による薬剤性心筋症は，難治性心不全を引き起こすことがあり，がん治療関連心機能障害 (cancer therapeutics-related cardiac dysfunction：CTRCD) として腫瘍循環器領域における解決すべき課題となっている．

薬剤性心筋症の発症時期はさまざまで，アントラサイクリン系薬剤では抗がん剤によるがん治療が奏効した後，**心機能が徐々に低下し遠隔期になって心不全を発症し，初めて診断される**ことがあり注意が必要である．一方，**抗がん剤を高用量投与した直後，急激に心機能障害をきたす場合もあり，なかには抗がん剤の使用を中止しても心機能が回復せず，積極的がん治療を断念せざるを得ないケースも存在**している．

このように薬剤性心筋症は多様な経過をたどり，担当医にとっては難しい判断に迫られることが多い．さらに現時点において，**薬剤性心筋症の発症を予測する確立された方法や予防・治療法も存在せず**，臨床現場での対応を一層困難なものにしている．

1) 疫学

薬剤性心筋症の原因となる抗がん剤と左室収縮障害の発生頻度を表 1 に示す[2]．本項では臨床的に問題となることの多いアントラサイクリン系薬剤を中心に概説する．

アントラサイクリン系薬剤は，投与後急性期に一過性の心筋障害を引き起こすが，軽微な障害であってもそれを契機として慢性期に心筋リモデリングが進行し，不可逆かつ進行性の薬剤性心筋症を引き起こす場合がある．**累積使用量がドキソルビシン換算で 400 mg/m² を超えると，用量依存的に薬剤性心筋症の発症リスクが増すが，個体間で**

表1 抗がん剤による左室収縮障害発生率

抗がん剤分類		商品名（用量）		発生率（％）
抗がん性抗生物質（アントラサイクリン系）		アドリアマイシン	（400 mg/m²）	3～5
			（550 mg/m²）	7～26
			（700 mg/m²）	18～48
		イダマイシン	（>90 mg/m²）	5～18
		ファルモルビシン	（>900 mg/m²）	0.9～11.4
		ノバントロン	（>120 mg/m²）	2.6
アルキル化薬（マスタード類）		エンドキサン		7～28
		イホマイド	（<10 g/m²）	0.5
			（12.5～16 g/m²）	17
代謝拮抗薬（プリン代謝拮抗薬）		エボルトラ		27
微小管阻害薬（タキソ環類）		タキソテール		2.3～13
		タキソール		<1
分子標的治療薬	モノクローナル抗体	ハーセプチン		1.7～20.1*
		アバスチン		1.6～4†
		パージェタ		0.7～1.2
	チロシンキナーゼ阻害薬	スーテント		2.7～19
		ヴォトリエント		7～11
		ネクサバール		4～8
		スプリセル		2～4
		グリベック		0.2～2.7
		タイケルブ		0.2～1.5
		タシグナ		1
	プロテアソーム阻害薬	カイプロリス		11～25
		ベルケイド		2～5
	mTOR阻害薬	アフィニトール		<1
		トーリセル		<1

*アドリアマイシンおよびエンドキサン併用時，†アドリアマイシン併用時

（文献2より改変）

発症リスクに大きな差が存在することが知られている[3]．表2に示すリスク因子を有する症例では，慎重に経過観察する必要がある．なお，アントラサイクリン系薬剤は乳がんや肉腫，リンパ腫に対して用いられることが多いが，心毒性を有する他の抗がん剤や放射線治療と併用されることが多いことも，薬剤性心筋症の発症予測スコアなどのエビデンス構築を困難なものにしている．

アルキル化薬のエンドキサンによる薬剤性心筋症の発症は比較的まれであるが，骨髄移植前の前処置として高用量（140 mg/kg以上）投与される場合は，数日以内に急激

Ⅱ　疾患各論　知っておきたい循環器希少疾患・病態

表2 抗がん剤による心筋障害発生リスク因子

抗がん剤分類		心筋障害発生リスク因子
抗がん抗生物質 （アントラサイクリン系）		● 累積使用量（アントラサイクリン系薬剤） ● 女性 ● 年齢（65歳以上，18歳未満） ● 腎不全 ● 放射線治療歴（縦隔照射） ● 化学療法歴（アルキル化薬，微小管阻害薬，分子標的治療薬など） ● 左室壁応力増加をきたす心疾患 ● 高血圧 ● 遺伝的素因
アルキル化薬 （マスタード類）		● 単回投与量 ● 高齢 ● 化学療法歴 ● 放射線治療歴（縦隔照射）
分子標的 治療薬	HER2阻害薬	● 化学療法歴（アントラサイクリン系薬剤） ● 年齢（65歳以上） ● 肥満（BMI＞30 kg/m²） ● 左室収縮障害の既往 ● 高血圧 ● 放射線治療歴（縦隔照射）
	チロシンキナーゼ 阻害薬	● 高血圧 ● 心疾患の既往

（文献2より改変）

に心筋障害を引き起こすことがあり，注意が必要である[4].

　分子標的治療薬のハーセプチンは，ヒト上皮由来成長因子受容体2（human epidermal growth factor receptor 2：HER2）を阻害する HER2陽性乳がんあるいは進行性胃がん患者に用いられる抗体医薬である．**アントラサイクリン系薬剤との同時投与あるいは使用後の併用により，単剤投与に比べて薬剤性心筋症の発症が増加**していたことから，現在では両薬剤の併用は原則控えられている[2].

2）機序・病態

　現在，薬剤性心筋症の発症機序は十分解明されておらず，いくつかの仮説が提唱されている．**アントラサイクリン系薬剤による薬剤性心筋症の発症には，活性酸素種や細胞膜脂質の過酸化が関与する**とされている．アントラサイクリン系薬剤は，DNA複製において重要な役割を果たすトポイソメラーゼ2α（Top2α）を抑制し，がん細胞の異常増殖を抑えて抗がん作用を発揮するが，**心筋細胞など非増殖細胞に存在する Top2βを阻害し，これらの細胞の DNA二重らせん構造を破壊して細胞死を誘導する**[5].　さらに

141

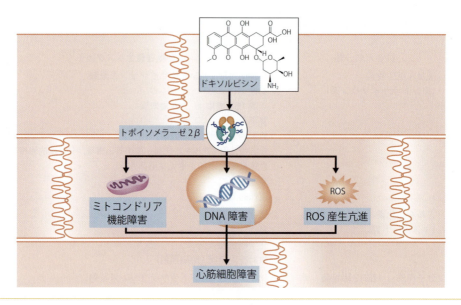

図1 薬剤性心筋症の発症機序
ROS：活性酸素

心筋細胞におけるTop2β阻害によって，**ミトコンドリア生合成も抑制され，心筋障害が引き起こされる**と考えられているが（図1），詳細なメカニズムについては今後の検討が待たれるところである.

一方，分子標的治療薬のハーセプチンによる薬剤性心筋症は，アントラサイクリン系薬剤とは異なり，薬剤投与中の一過性（可逆的）心筋障害であることが多く，**心筋細胞死を伴わない心筋収縮蛋白やミトコンドリアの変性**が主な病態と推測されている[6].

b 診断の考え方とポイント

診断の第一歩は，**薬剤性心筋症のハイリスク群となり得る症例を的確に捉え，抗がん剤投与前の段階で正確に心機能の評価を行う**ことである．また，**抗がん剤投与後は，臨床症状や身体所見の変化などに応じて心機能を適宜再評価し，心筋障害が潜在していないか確認する**ことが重要である．

1）心電図

心電図は抗がん剤を使用するすべての症例で，抗がん剤投与前および投与期間中に適宜施行すべきである．**投与前の波形と比較して，頻脈，R波減高，ST-T変化，刺激伝導系障害，QT延長，不整脈などの出現がないか確認する**．

2）心エコー

　心エコー検査は低侵襲で繰り返し施行できるため，薬剤性心筋症のスクリーニング検査として特に有用である．**左室駆出分画が抗がん剤使用前と比べて 10％以上低下し，2～3 週後の再検査でも同様の所見であった場合，薬剤性心筋症と診断される**[7]．近年ストレインイメージング法が臨床応用され，**左室長軸方向グローバルストレイン（GLS）を指標に用いることで，左室駆出分画の低下を認める前段階で，薬剤性心筋症の発症を早期に検出**でき，ベースライン値から 15％以上の GLS 値の低下が目安と報告されている[8]．

3）心臓核医学検査

　心臓核医学検査は低侵襲であり，左室駆出分画を再現性が高く評価できることで有用であるが，コストや放射線被曝に配慮する必要があり，心エコーの補助的手段として位置づけられている．

4）心臓 MRI

　心臓 MRI 検査も低侵襲で，左室駆出分画の評価で再現性も高く，左室収縮障害の鑑別や心筋線維化の程度，放射線治療後の心膜癒着に関する情報も得られ，閉所での撮像に協力が得られる場合においては有用である．

5）心筋バイオマーカー

　末梢血のトロポニン I や BNP，NT-proBNP などの心筋バイオマーカーは，心筋障害の簡便なスクリーニング方法とされている．高感度測定法の出現により，早期の心筋障害の検出が可能となった．しかし，どの程度上昇した段階で抗がん剤の継続を中止すべきかなど，実臨床に即したエビデンスは不足しており，現時点では**心筋障害の程度をフォローする補助的指標として活用されている**．

　上記のごとく，**薬剤性心筋症の疑診例をフォローする場合は，問診・身体所見に加えて上記各種モダリティを用いて層別化し，適切な間隔で心機能を再評価し，早期の段階で確実に薬剤性心筋症を診断することが重要である**[9]．特に抗がん剤投与前のスクリーニング検査で，何らかの心機能異常を認めた症例は，ハイリスク群として慎重に経過フォローすべきであるが，心機能のフォローにおいては，同じモダリティを用いて測定条件を揃えて比較することが肝要である．

　また，**薬剤性心筋症と診断された場合は，心筋障害が一過性なのか，非可逆性なのか慎重にフォローするとともに，弁膜疾患や心膜疾患，肺高血圧などの心合併症も出現しないか，注意深く観察する**．

| 表3 | 薬剤性心筋症あるいはハイリスク症例に対する対応 |

抗がん剤分類	対応策
抗悪性腫瘍薬全般	● 心血管リスク因子への介入 ● 循環器疾患（冠動脈疾患，心不全，末梢動脈疾患，高血圧など）の治療 ● QT 延長をきたす薬剤の併用回避 ● 電解質の補正 ● 放射線照射（縦隔）最小化
アントラサイクリン系薬剤	● 累積使用量の制限（ドキソルビシン換算で 360 mg/m² 未満） ● 薬剤投与法の工夫（リポソーム製剤への変更，持続点滴） ● ACE 阻害薬あるいは ARB の投与 ● β遮断薬の投与 ● スタチンの投与 ● 有酸素運動
ハーセプチン	● ACE 阻害薬あるいは ARB の投与 ● β遮断薬の投与

ACE：アンジオテンシン変換酵素，ARB：アンジオテンシンII受容体拮抗薬

（文献 2 より改変）

C 治療はどうする？

　薬剤性心筋症の発症は，抗がん剤の種類や患者背景によってさまざまで予測は困難であるが，抗がん剤投与前スクリーニングでハイリスク群に層別化された症例や心機能低下が確認された症例では，表3 を参考に状況に応じて早期から対応することが重要である．

1）心血管リスク因子への対応

　抗がん剤投与前スクリーニングの時点で心血管リスク因子を合併している症例では速やかに介入すべきである．**特に高血圧の合併があれば，適切な降圧薬を導入して血圧コントロールを図って心負荷の軽減を目指す**．

2）心不全治療

　抗がん剤投与前スクリーニングで，心不全の潜在が確認された症例では標準的心不全治療を開始する．また，**無症候性の心機能低下を呈した症例においても，アンジオテンシン変換酵素（ACE）阻害薬あるいはアンジオテンシンII受容体拮抗薬（ARB）とβ遮断薬の併用は，その後の心機能低下を抑制する可能性が報告されており，投与禁忌でないかぎり両薬剤の導入が推奨される**[2]．

3) 原因薬剤の中止

　抗がん剤投与中に心不全を合併した症例では，心機能障害の程度や心不全の状態に加えて，抗がん剤を継続した場合の有効性や生命予後などを勘案して，抗がん剤継続の可否を慎重に判断する必要がある．適切な判断を下すためにも，がん診療チームとの緊密な連携は不可欠である．

　薬剤性心筋症で抗がん剤を中止した症例のうち，その後の経過で心機能の部分的な改善を認める場合には，抗がん剤の再開も考慮すべきであるが，ACE 阻害薬やβ遮断薬の内服は継続すべきである．

　また，ストレインエコーでの GLS 低下によって早期の心機能障害が確認された場合，原因となる抗がん剤の中止は時期尚早である．がん治療を優先して抗がん剤の投与を継続しながら，慎重に心機能の経過をフォローする[9]．

d　ケアはどうする？

　がん治療中においても，禁煙や運動などの生活習慣の改善は重要である．特に散歩やサイクリングなどの有酸素運動は心肺機能を向上させ，がん患者においても有用であることが示されている．

　アントラサイクリン系薬剤は蓄積性があり，薬剤投与後は終生にわたって薬剤性心筋症のリスクが伴う．ACE 阻害薬やβ遮断薬の導入によって心機能が改善した症例での心保護薬の早期中止は望ましくない．また，アントラサイクリン系薬剤の高用量投与例では，心機能障害が確認されていない症例においても，心エコーや心筋バイオマーカーを用いて，定期的にスクリーニングすることが望ましい．

　一方，ハーセプチンによる左室収縮障害は一過性であることが多く，心保護薬の中止を考慮する場合もある．

> ### ■免疫チェックポイント阻害薬と心筋炎■
> 従来，抗がん剤による心毒性はアントラサイクリン系薬剤やエンドキサン，ハーセプチンが原因薬剤として重要であった．近年，免疫チェックポイント（PD-1）阻害薬のオプジーボがその卓越した抗腫瘍効果で注目を集めているが，劇症型心筋炎を合併することが報告された[10]．その後の検討によって，オプジーボ単剤では合併頻度は 0.1％未満と低いことが判明したが，抗 CTLA-4 抗体のヤーボイとの併用で合併頻度が上昇し，ひとたび発症すると致死率は 40％に及ぶことが報告されている[11]．

◇文献

1) Lenneman CG, Sawyer DB: Cardio-oncology: an update on cardiotoxicity of cancer-related treatment. Circ Res **118**: 1008-1020, 2016

2) Zamorano JL et al: 2016 ESC Position Paper on cancer treatments and cardiovascular toxicity developed under the auspices of the ESC Committee for Practice Guidelines: The Task Force for cancer treatments and cardiovascular toxicity of the European Society of Cardiology (ESC). Eur Heart J **37**: 2768-2801, 2016

3) Herrmann J et al: Evaluation and management of patients with heart disease and cancer: cardio-oncology. Mayo Clin Proc **89**: 1287-1306, 2014

4) Braverman AC et al: Cyclophosphamide cardiotoxicity in bone marrow transplantation: a prospective evaluation of new dosing regimens. J Clin Oncol **9**: 1215-1223, 1991

5) Vejpongsa P, Yeh ET: Prevention of anthracycline-induced cardiotoxicity: challenges and opportunities. J Am Coll Cardiol **64**: 938-945, 2014

6) Cote GM et al: ERBB2 inhibition and heart failure. N Engl J Med **367**: 2150-2153, 2012

7) Plana JC et al: Expert consensus for multimodality imaging evaluation of adult patients during and after cancer therapy: a report from the American Society of Echocardiography and the European Association of Cardiovascular Imaging. Eur Heart J Cardiovasc Imaging **15**: 1063-1093, 2014

8) Sawaya H et al: Assessment of echocardiography and biomarkers for the extended prediction of cardiotoxicity in patients treated with anthracyclines, taxanes, and trastuzumab. Circ Cardiovasc Imaging **5**: 596-603, 2012

9) Lopez-Fernandez T et al: Cardio-onco-hematology in clinical practice. Position Paper and Recommendations. Rev Esp Cardiol (Engl Ed) **70**: 474-486, 2017

10) Johnson DB et al: Fulminant myocarditis with combination immune checkpoint blockade. N Engl J Med **375**: 1749-1755, 2016

11) Wang DY et al: Fatal toxic effects associated with immune checkpoint inhibitors: a systematic review and meta-analysis. JAMA Oncol **4**: 1721-1728, 2018

D 心筋疾患

10 Fabry病

a こんな疾患

　Fabry病は，先天性代謝異常症の1つであり，細胞内小器官であるライソゾーム内に存在する代謝酵素αガラクトシダーゼA活性の低下または欠損により，その基質である糖脂質が全身の細胞に沈着することにより発症する．小児期には，四肢疼痛，低・無汗症，被角血管腫などの症状を呈するが，成人期になり腎臓・心臓・脳血管合併症を生じる[1]．特に，**心臓合併症はFabry病患者の死亡原因の半数以上を占め**，後述するように**本症の早期発見・早期治療開始が心合併症の進展防止につながり，予後の改善が期待される**[2]．

1）機序・病態

　X染色体上に存在するαガラクトシダーゼAをコードする遺伝子（GLA）の先天異常により発症する．X連鎖性遺伝のため，遺伝子を引き継いだ男性はFabry病患者（ヘミ接合体）となり，女性は保因者（ヘテロ接合体）となるが，女性患者も多くが男性と同様の症状を呈することが明らかとなり，症候性ヘテロと呼ばれるようになってきた[1]（図1）．

　グロボトリアオシルセラミド（Gb3）を主体とする糖脂質が種々の細胞に沈着することで臓器障害を呈する．細胞障害については，糖脂質による直接的な障害以外に，サイ

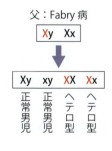
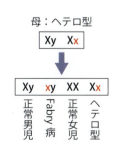

図1　X連鎖性遺伝様式
Fabry病患者の父親からは，男児はすべて変異遺伝子を引き継がないが，女児はすべてヘテロ型となる．ヘテロ型の母親からは，男児の半分がFabry病となり，女児の半分がヘテロ型となる．

表1 Fabry 病の臨床病型

1. **古典型 (classical type)**
   4〜8 歳で発症し，四肢疼痛，低・無汗症，被角血管腫，成人以降は腎不全，心不全，脳血管障害などの合併がみられるもの．残存酵素活性は 1% 未満
2. **遅発型 (late onset type)**
   a. **腎亜型 (腎 Fabry 病)**
      25 歳以上で発症し，腎病変以外の合併症は軽度とされるが，腎合併症は最終的に腎不全に陥る．残存酵素活性は 5% 未満
   b. **心亜型 (心 Fabry 病)**
      40 歳以上で発症し，心病変 (左室肥大など)，蛋白尿以外の合併症はほぼみられないもの．残存酵素活性は 10% 未満
3. **女性ヘテロ型 (female hetero type)**

(文献 10 より改変)

表2 Fabry 病の心病変の特徴

1. **心臓の形態・機能異常**
   a. 病初期
      - 進行性の左室肥大
      - 心機能障害：左室拡張障害が主
   b. 進行期
      - 左室肥大の退縮，左室後壁基部の限局性菲薄化
      - 左心系・右心系拡大
      - 機能性閉鎖不全：僧帽弁閉鎖不全，三尖弁閉鎖不全
      - 心機能障害：左室収縮機能障害の出現・増悪
2. **心電図異常**
   - 左室高電位，異常 Q 波・QS パターン，ST-T，変化，陰性 T 波など
   - 刺激伝導系障害：PQ 短縮，房室ブロック，洞徐脈，洞機能不全など
   - 心房細動，上室期外収縮，心室期外収縮，心室頻拍など
3. **心症状**
   - 左心不全症状，右心不全症状，不整脈による症状

トカインによる炎症機転の関与も報告されている．臨床病型としては，男性患者では古典型と遅発型に分けられ，特に遅発型の心亜型を心 Fabry 病と呼ぶ (**表1**)．一方，女性はすべてヘテロ型と呼ばれる．心症状としては，心筋細胞内への糖脂質蓄積による進行性の左室肥大が最も重要で，しばしば肥大型心筋症との鑑別が問題となる．進行すると左室後壁基部より肥大の退縮が生じ，末期には拡張相肥大型心筋症または拡張型心筋症様の病態を呈することもある．伝導系にも糖脂質の蓄積が生じ，病初期には心電図上 PQ 短縮が比較的特異的な所見とされているが，進行期には房室ブロックや洞機能不全などの徐脈性不整脈を生じる症例や，心室頻拍により致命的となる症例もある．僧帽弁や大動脈弁への糖脂質の沈着の報告はあるが，心機能低下に伴う機能性僧帽弁閉鎖不全症を除けば，軽度の弁膜症にとどまる症例がほとんどである (**表2**)．

2) 疫学

本症の発症頻度は，報告により差異はあるものの 5,000〜10,000 人に 1 人くらいとの報告が多く，わが国でも同様の頻度と考えられてきた．しかしながら，原因不明の左室肥大患者の 1〜3% に Fabry 病患者が存在するとの報告が相次ぎ，実際の発症頻度は従来想定されていたよりも多いものと考えられてきている[3]．**古典型では，心臓病変**

Ⅱ　疾患各論　知っておきたい循環器希少疾患・病態

は 30 歳代以降に生じることが多いが，20 歳代の早期より左室肥大を生じる症例もある[2]．遅発型の心 Fabry 病では，40〜50 歳代より左室肥大を生じる例が多いとされているが，最近の海外からの症例では，より早期に左室肥大を生じる症例の報告もある．女性ヘテロ型では，古典型よりも 10〜20 年くらい遅れて左室肥大が生じてくるが，未治療では女性ヘテロ型の多くで左室肥大を生じることが報告されている[1]．

b　診断の考え方とポイント

心肥大を呈する患者，特に肥大型心筋症との鑑別が重要である．

1）心電図

PQ 短縮が比較的特異的とされているが，Fabry 病全体では 20〜30％程度の症例にとどまる．Ⅱ誘導における P 波終了から Q 波開始までの時間（Pend-Q）短縮が有用との報告もあるが，この指標についても当てはまる症例は全体の半分以下である．しかしながら，肥大型心筋症で PQ 短縮を示す症例はまれであるため，診断の一助になる可能性はある（図 2）．左室肥大所見も，肥大の程度によりさまざまであり，voltage criteria のみの症例から，ストレイン T を示すものまで存在する．

2）心エコー

左室肥大の評価に最も重要であるが，肥大のパターンについては一定の見解はない．全周性求心性肥大が最も多いが，非対称性中隔肥厚や心尖部肥大を呈する症例もあり，肥大型心筋症との鑑別は心エコー所見のみからでは困難である．病状が進展してから出現する所見であるものの，進行期の左室後壁基部の限局性肥大退縮と収縮障害は特異的所見と考えられる（図 3）．

3）MRI

心臓 MRI による心肥大の評価も有用であるが，ガドリニウムを用いた造影 MRI による遅延造影所見が診断の一助になる可能性がある．左室後壁基部に限局した遅延造影所見は，進行期病変で認められる所見ではあるものの，Fabry 病に特徴的と考えられる所見である[4]（図 4）．近年，新しい評価法として T1 mapping 法が提唱され，T1 値の低下（特に前壁中隔部）が Fabry 病患者において特異的所見とされてきている[5]．

4）心外症状の確認

古典型においては，心外症状の存在が Fabry 病の診断に重要となってくる（図 5）．

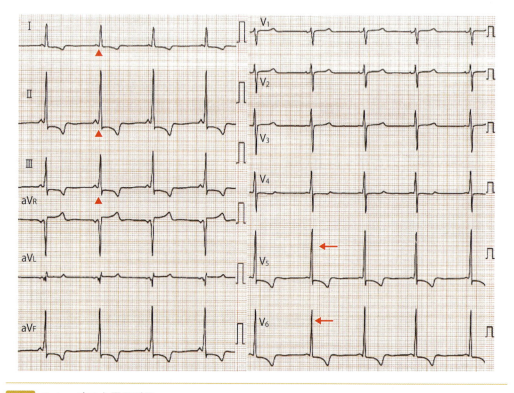

図2 Fabry 病の心電図所見

ストレインパターンを伴った左室高電位（矢印）を認める．PQ 時間の短縮（矢頭）を認め，特に P 波の終了から Q 波の開始時までの時間短縮が特徴とされている．
胸部誘導の校正波が 1/2 であることに注意．

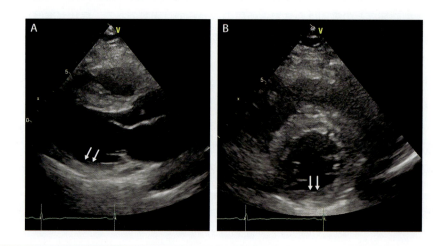

図3 Fabry 病の経胸壁心エコー所見
A：傍胸骨長軸像，B：傍胸骨短軸像．矢印は左室後壁基部の菲薄化を示す．

Ⅱ 疾患各論 知っておきたい循環器希少疾患・病態

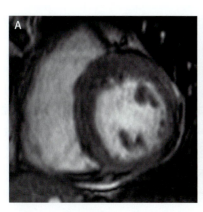
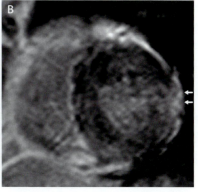

図4 Fabry病の心臓MRI所見
A：シネモード，B：遅延造影．矢印は左室後壁基部の遅延造影所見を示す．

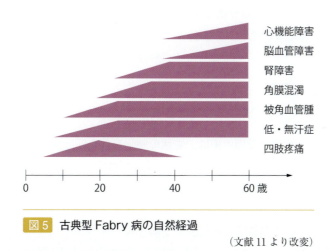

図5 古典型Fabry病の自然経過

（文献11より改変）

　小児期の四肢疼痛は，成人期以降に消失する症例が多いが，詳細な病歴聴取により多くのFabry病患者では発熱に伴う四肢疼痛の既往が認められる．低・無汗症についても多くの症例で経験される症状であるが，遺伝性疾患であるがゆえに家族内で同様の症状を共有することで自覚されないケースもあり，注意を要する．男性患者では，心肥大が生じる時期とほぼ一致して腎障害も生じてくることから，**原因不明の心肥大と腎障害の合併はFabry病を疑うきっかけとなり得る**．

　心Fabry病（心亜型）については，心外症状がほとんど認められないこと，遅発型であり心肥大の進展も古典型に比し遅いことから見落とされているケースも多いと考えら

れる．上記の MRI による T1 mapping 法が診断の助けとなる可能性はあるが，まだ評価法としては確立していない[5]．

5）確定診断

診断は，**男性患者であれば血中または白血球中のαガラクトシダーゼ A 活性の測定により可能**であり，簡易法で低下が疑われれば，精密測定を経て診断が確定される．女性患者に関しては，αガラクトシダーゼ A 活性測定では診断が困難であり，最終的には遺伝子診断を行わないと確定診断は不能である．近年，主な蓄積糖脂質である Gb3 が脱アセチル化された Lyso-Gb3 の血中濃度の上昇が診断に有用であるとの報告がなされ，女性ヘテロ型でも診断の補助となる可能性が示されてきた．また，尿中マルベリー小体が診断に有用との報告がなされているが，実際の検出頻度や腎病変との関連についてはまだ不明な点が多い．

重要な点は，**遺伝子異常によるため，家族内発症がほとんどの症例でみられる**ことであり，慎重に行われる必要があるが，家系図に基づく家族内遺伝子検査が早期発見・早期治療に重要な役割を果たしてくる．

C 治療はどうする？

1）小児期

古典型 Fabry 病の小児期治療は，生活の制限を伴う四肢疼痛治療が主体となる．わが国では，カルバマゼピンの有効性が高く使用されているが，症例によっては疼痛コントロールに難渋することも多い．

2）心臓をはじめとする合併症の発症・進展予防

合成αガラクトシダーゼ A による酵素補充療法が 21 世紀初頭から可能となり，長期成績も得られて確立した治療法となっている．国内外で平均 10 年の長期酵素補充療法による左室肥大進展抑制効果が発表され，心合併症の予防から予後の改善が示唆されている[2,6,7]．しかしながら，左室肥大が進行した症例では酵素補充療法の効果は限定的となり，末期心不全ではその効果はほとんど期待できない．そのため，早期に診断し，可能であれば心肥大発症前から酵素補充療法を開始することが望ましい．

近年，経口薬であるシャペロン治療が可能となり，一部 Fabry 病患者では適応となり得る．わが国でも，2018 年に入り使用可能となったが，適応に際しては遺伝子変異に基づいた判断が必要であること，海外を含めて長期成績についての報告はないことなどを考慮して慎重に使用していく必要があると考えている[8]．

Ⅱ　疾患各論　知っておきたい循環器希少疾患・病態

基質合成阻害療法は，αガラクトシダーゼ A の基質となる糖脂質の合成を抑制する治療法であり，経口薬による治験が海外では行われている．遺伝子治療については，これまでに他のライソゾーム病での臨床応用がされてきていたが，2018 年に初めて Fabry 病患者に対する臨床応用が海外で開始されている．まだ治験段階ではあるが，将来的にはわが国でも導入される可能性はあり，今後期待できると思われる．

3）心病変に対する治療

心肥大・心不全治療，不整脈治療に大別される．心肥大・心不全に対する治療は，Fabry 病固有のものは報告されておらず，肥大型心筋症および心不全の各種診療ガイドラインに基づいた治療を行っていく．ACE 阻害薬または ARB などのレニン・アンジオテンシン系阻害薬が治療の基本となるが，β遮断薬も徐脈性不整脈発生の可能性を念頭に置き使用していく．不整脈治療も診療ガイドラインに基づいて行われる．Fabry 病患者では洞性徐脈を呈する症例が比較的多いが，病期の進行に伴い，房室ブロックや洞機能不全を呈して恒久的ペースメーカが適応となる症例もある．植込み型除細動器や心臓再同期療法が必要となる症例もある．

> **■ここに注意！■**
> 心房細動や心室頻拍などの頻脈性不整脈も生じ得るが，抗不整脈薬治療おいては，アミオダロンの使用が酵素補充療法の効果を減弱する可能性が指摘されており，特に酵素補充療法施行時は注意を要する[9]．欧米では，酵素補充療法とアミオダロンの併用は相対的禁忌とされており，心室頻拍・心室細動などの致死性不整脈に限って使用を検討すべきと思われる．

d ケアはどうする？

Fabry 病は，厚生労働省が定める難治性疾患政策研究事業の指定対象であり，確定診断がなされた後は公費負担の対象となる．酵素補充療法のみならず，シャペロン治療も高額医療となることから，適切に治療が行われる必要がある．

また，遺伝性疾患特有の問題も当然生じるところであり，遺伝子診断を行うとともに，適切な遺伝カウンセリングに基づいて診断・治療を行っていくことが最も重要な点と考える．

◆文献

1) Kobayashi M et al: Clinical manifestations and natural history of Japanese heterozygous females with Fabry disease. J Inherit Metab Dis **31**(Suppl 3): 483-487, 2008

2) Hongo K et al: The beneficial effects of long-term enzyme replacement therapy on cardiac involvement in Japanese Fabry patients. Mol Genet Metab **124**: 143-151, 2018

3) Nakao S et al: An atypical variant of Fabry's disease in men with left ventricular hypertrophy. N Engl J Med **333**: 2888-2893, 1995

4) Kozor R et al: Cardiac involvement in genotype-positive Fabry disease patients assessed by cardiovascular MR. Heart **102**: 298-302, 2016

5) Sado DM et al: Identification and assessment of Anderson-Fabry disease by cardiovascular magnetic resonance noncontrast myocardial T1 mapping. Circ Cardiovasc Imaging **6**: 392-398, 2013

6) Kampmann C et al: Effectiveness of agalsidase alfa enzyme replacement in Fabry disease: cardiac outcomes after 10 years' treatment. Orphanet J Rare Dis **10**: 125, 2015

7) Germain DP et al: Ten-year outcome of enzyme replacement therapy with agalsidase beta in patients with Fabry disease. J Med Genet **52**: 353-358, 2015

8) Hughes DA et al: Oral pharmacological chaperone migalastat compared with enzyme replacement therapy in Fabry disease: 18-month results from the randomised phase III ATTRACT study. J Med Genet **54**: 288-296, 2017

9) Wanner C et al: European expert consensus statement on therapeutic goals in Fabry disease. Mol Genet Metab **124**: 189-203, 2018

10) Desnick RJ et al: Enzyme replacement therapy for Fabry disease, an inherited nephropathy. Clin Nephrol **57**: 1-8, 2002

11) Linhart A, Elliott PM: The heart in Anderson-Fabry disease and other lysosomal storage disorders. Heart **93**: 528-535, 2007

D 心筋疾患

11 ミトコンドリア心筋症

a こんな疾患

　ミトコンドリア心筋症はミトコンドリアの構造・機能に関わる遺伝子の異常に基づく酸化的リン酸化障害を特徴とする心筋症である．多くは低身長や難聴，糖尿病といった随伴症状を伴うことで気づかれるが，**心筋症孤発例では診断が見逃されている可能性もある**．

1) 機序・病態

　心筋は最もアデノシン三リン酸（ATP）消費の高い組織の1つであり，ATPのほとんどは心筋細胞内のミトコンドリア内で酸化的リン酸化を経て生成される．この生成過程にはミトコンドリア内膜に存在する電子伝達系と呼ばれる呼吸鎖酵素複合体（Complex I〜IV），およびATP合成酵素（Complex V）が重要な働きをしている．呼吸鎖酵素複合体はさらに複数のサブユニットから構成され，ミトコンドリア内部に存在する環状のDNA（mtDNA），および核DNAによりコードされている．また，これらのサブユニットを組み立てる際に必要となる酵素（アセンブリー因子）も核DNAにコードされ，これらの遺伝子変異によって効率よくATP産生ができないために心筋症を発症すると考えられている．

2) 疫学

　ミトコンドリア病の罹患率は5,000人に1人以上で，心筋症の合併頻度は20〜40％といわれている．心筋症孤発型は未診断例が多いため，発生頻度は不明である．肥大型心筋症合併例の2年死亡率は36％である[1]．拡張型心筋症の合併例では16歳までの生存率が18％と極めて予後不良である[2]．拘束型心筋症の合併例は，まれではあるが重症例に多く，心臓移植を施行したミトコンドリア心筋症24例のうち12％に認めたとの報告がある．左室心筋緻密化障害の頻度もまれとされているが，Finstererらは左室心筋緻密化障害187例の検討でミトコンドリア心筋症が40例と報告しており[3]，実際には多く存在している可能性がある．

b 診断の考え方とポイント

ミトコンドリア心筋症は，①**全身疾患としてのミトコンドリア病における心合併症として診断される場合**と②**原因不明の心筋症の鑑別によって診断される場合**がある．

①で成人でみられる代表的な疾患は，MELAS (mitochondrial myopathy, encephalopathy, lactic acidosis, and stroke-like episodes) および CPEO/KSS (chronic progressive external ophthalmoplegia/Kearns-Sayre 症候群) である．**MELAS では知的障害，脳卒中様発作，糖尿病，腎不全などの随伴症状を認め，40％程度に肥大型心筋症（図1）を合併し**[4]**，進行例では刺激伝導障害（図2）と拡張相肥大型心筋症を認める**．遺伝子検査で mt.3243A＞G 変異を認める．CPEO/KSS は外眼筋麻痺を特徴とするミトコンドリア病で，KSS では高度房室ブロックによる失神が45％，突然死が23％に認められており，早期に予防的ペースメーカを導入することが勧められている[5]．遺伝子検査で mtDNA の部分欠失を認める．代表的なミトコンドリア病と表現型および関連遺伝子については表1を参照されたい．

②では，肥大型心筋症を中心に拡張型心筋症，拘束型心筋症，左室心筋緻密化障害などさまざまな心筋症において鑑別の対象となり得る．**確定診断は Bernier の診断基準**[6]**に従い，ⅰ）組織生化学検査，ⅱ）病理学検査，ⅲ）遺伝子検査を実施する**．この基準をミトコンドリア心筋症に応用した診断フローチャートを図3に示す．

1）組織生化学検査

生検，剖検で採取された心筋組織の呼吸鎖酵素活性の低下を証明することで確定診断が可能である．**組織は－80℃で凍結保存しておかなければならない**．心筋採取が困難な場合は骨格筋や線維芽細胞の呼吸鎖酵素活性を測定する．最近は線維芽細胞を用いた

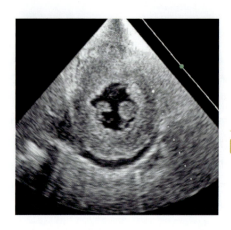

図1 ミトコンドリア心筋症（MELAS）の典型的な心エコー所見（B モード左室短軸像）
肥大型心筋症様心肥大を認める．心筋の輝度が高いことも特徴の1つである．
（文献11より許諾を得て転載）

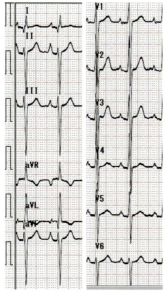
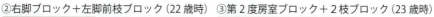
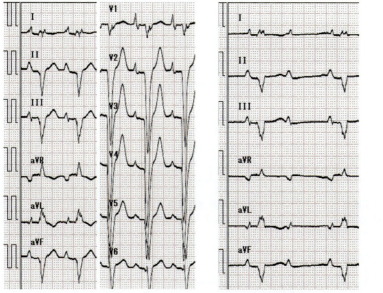

図2 ミトコンドリア心筋症（MELAS）における進行性の刺激伝導障害

酸素消費速度（oxygen consumption rate：OCR）測定によるミトコンドリア病の検出が可能である．

表1 代表的なミトコンドリア病と表現型および関連遺伝子

	MELAS	KSS/CPEO	MERRF	NARP/Leigh 脳症	LHON
mtDNA 変異	●A3243G ●A3260G	●mtDNA 欠失/ 重複	●A8344G ●G8363A	●T8993G	●G3460A ●G11778A ●T14484C
心症状	●肥大型心筋症 ●WPW 症候群 ●刺激伝導系障害	●WPW 症候群 ●刺激伝導系障害	●肥大型心筋症 ●拡張型心筋症	●肥大型心筋症	●WPW 症候群 ●刺激伝導系障害 ●QT 延長症候群
主症状 (心臓以外)	●脳卒中様症状 ●痙攣 ●筋力低下 ●知能低下 ●糖尿病 ●低身長 ●感音性難聴 ●腎機能障害	●眼瞼下垂 ●網膜色素変性 ●外眼筋麻痺 ●小脳症状 ●末梢神経障害 ●糖尿病 ●低身長	●ミオクローヌ スてんかん ●小脳症状 ●末梢神経障害 ●糖尿病	●網膜色素変性症 ●認知症 ●運動失調 ●神経性近位筋脱 力 ●感覚性ニューロ パチー	●視力低下 ●視野異常 （中心暗点） ●視神経萎縮

MELAS：mitochondrial myopathy, encephalopathy, lactic acidosis, and stroke-like episodes, CPEO：chronic progressive external ophthalmoplegia, KSS：Kearns-Sayre 症候群, MERRF：myoclonus epilepsy associated with ragged-red fibers, NARP：neuropathy, ataxia, and retinitis pigmentosa, LHON：Leber's hereditary optic neuropathy

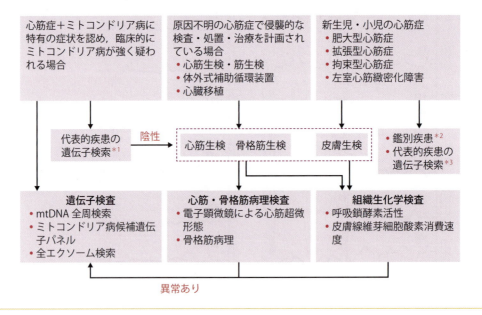

図3 ミトコンドリア心筋症の確定診断までのフローチャート
　　*1 代表的疾患の遺伝子検索：MELAS (mt3243A＞G, mt3271T＞C), MERRF (mt8344A＞G), Leigh 脳症 (mt8993T＞G), KSS/CPEO (mtDNA 欠失)
　　*2 鑑別疾患：Pompe 病, Noonan 症候群, 脂肪酸・有機酸代謝異常症, サルコメア遺伝子異常
　　*3 代表的疾患の遺伝子検索：Barth 症候群 (*TAZ*)

（文献7より引用）

Ⅱ　疾患各論　知っておきたい循環器希少疾患・病態

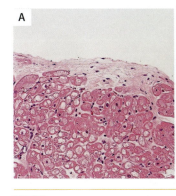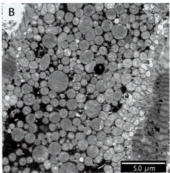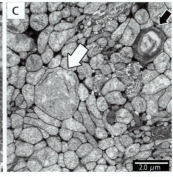

図4　ミトコンドリア心筋症の病理所見
　A：ミトコンドリア心筋症（右室心内膜下生検）の光学顕微鏡像；空胞変性を認める．
　B：A図症例の電子顕微鏡像；ミトコンドリアの著増を認める．
　C：MELAS（右室心内膜下生検）の電子顕微鏡像：ミトコンドリアの大型化（白矢印）やクリステ形態の異常（黒矢印）を認める．

（文献11より許諾を得て転載）

2）病理学検査

　病理学検査では，心内膜下心筋生検あるいは手術や剖検心から採取した心筋組織を用いて検査する．光学顕微鏡像では心筋細胞内に好酸性顆粒状物質を伴う空胞変性を認めることがある．電子顕微鏡像ではミトコンドリアの増生を認めるほか，ミトコンドリアの大型化，クリステの異常が認められる（図4）．

3）遺伝子検査

　心筋病理，組織生化学検査に異常を認めた場合や組織採取が困難な場合は，mtDNAと核遺伝子の遺伝子検査を考慮する．専門機関では遺伝子診断パネルや，全エクソーム解析により遺伝子診断を行っている．

> ■検査施行時のポイント■
> ①心筋の呼吸鎖酵素活性の測定に必要な生検検体数は3個（項目を限定すれば2個も可）で未処理のまま－80℃で凍結保存する．
> ②電子顕微鏡用の固定液はグルタルアルデヒドであることに留意する．
> ③遺伝子検査は発端者と両親の3人に対し行うことが勧められている．

　その他，筋力低下などの随伴症状がある場合は骨格筋生検を行い，筋病理や骨格筋の呼吸鎖酵素活性を測定することで診断可能である（図5）．ただし，骨格筋に異常を認めなくてもミトコンドリア心筋症を否定したことにはならないことに留意する．

| 病理所見 | 呼吸鎖酵素活性 | | | | | |

A 骨格筋

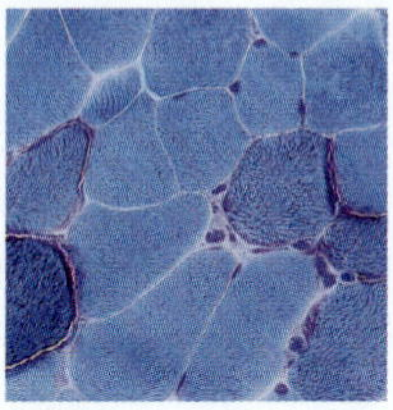

B

	Co I	Co II	Co II＋III	Co III	Co IV	CS
% of normal	79.3	258.5	85	121	40.9	220.0
CS ratio (%)	57.2	186.5	61.5	89.3	29.5	
Co II ratio (%)	30.1		32.5	46.8	15.7	

C 心筋

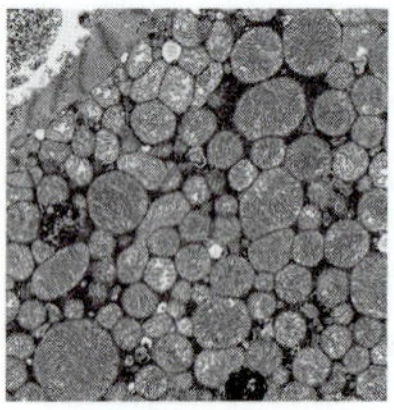

D

	Co I	Co II	Co II＋III	Co III	Co IV	CS
% of normal	43.5	119.6	173.4	36.5	1.1	220.0
CS ratio (%)	19.1	53.7	74.9	16.0	0.5	
Co II ratio (%)	34.4		130.2	29.1	0.9	

図5 ミトコンドリア心筋症の確定診断例：骨格筋，心筋の病理所見と呼吸鎖酵素活性

10歳男児．学校心臓検診で肥大型心筋症が疑われた．軽度の筋力低下を認め，骨格筋生検を施行したところ，modified Gomori-trichrome染色にてragged red fiber（A）を認め，ミトコンドリア病と診断した．骨格筋の呼吸鎖酵素活性測定ではComplex IVの欠損を認めた（B）．心筋生検では電子顕微鏡像でミトコンドリアの著増と大小不同を認め（C），心筋の呼吸鎖酵素活性でComplex I，III，IVの欠損を認めた（D）．CS：クエン酸合成酵素，Co：呼吸鎖酵素複合体

（呼吸鎖酵素活性データ：千葉県こども病院代謝科，村山 圭 先生より提供）

■ここに注意！■

ミトコンドリア心筋症の遺伝子変異にはmtDNA変異と核遺伝子変異の2つがある．mtDNAは核遺伝子とは異なり，1つの細胞に数百〜数千コピー存在し，すべてが変異を持っている（ホモプラスミー）場合と，一部が変異を持っている（ヘテロプラスミー）場合がある．ヘテロプラスミーでは臓器ごとに変異率が異なるため，血液で検出されなくても心筋で高い変異率をもっていれば心筋症を発症することがある．

C 治療はどうする？

確立した根本治療は現在なく，心機能の改善を目指した薬物療法が中心となる．

Ⅱ 疾患各論 知っておきたい循環器希少疾患・病態

1) 心不全治療

ミトコンドリアサイトパチーの際に生じる急性心不全増悪に対しては，コエンザイム・ビタミンレスキューカクテル療法（表2）が有効な場合がある[7]．二次性のコエンザイム Q10（CoQ10）欠乏や CoQ10 生合成に関わる酵素欠損例における心不全症例では，CoQ10 補充療法を試みる価値がある．一般的には慢性心不全に準じた心保護療法を行うが，レニン・アンジオテンシン系阻害薬やβ遮断薬における本症の予後改善効果は知られていない．

2) 不整脈治療

ミトコンドリア心筋症では刺激伝導障害の進行に留意し，早期ペースメーカ導入を考慮する．KSS などで進行性の房室ブロックが予想される場合は半年ごとに心電図を確認し，第1度房室ブロックや束枝ブロック出現の時点で植込み型ペースメーカの適応を考慮する（Class Ⅱb，エビデンスレベル B）（ACCF/AHA/HRS デバイス治療に関するガイドライン，2012）[8]．植込み型除細動器と心室再同期療法の導入については適正使用についての基準に準じる．LVEF≦35％以下であれば CRT-D の導入を考慮する（ACCF/HRS/AHA/ASE/HFSA/SCAI/SCCT/SCMR 植込み型除細動器と心室再同期療法の適正使用について，2013）[9]．

3) 心臓移植

ミトコンドリア病は全身疾患であり，心臓移植については全身の臓器症状の重症度や予後を鑑みる必要がある．心臓移植登録時には少なくとも心臓以外の臓器症状が認められず長期予後が見込めることが必要で，ミトコンドリア病診療の経験をもつ医師の意見書が必要である[10]．神経学的検査（画像検査，高次機能検査，骨格筋機能評価）に異常なく，長期予後が見込まれる場合は適応と判定されることもあり得る．

表2 コエンザイム・ビタミンレスキューカクテル療法：処方例

薬剤商品名	用法用量	備考
ハイシー細粒（250 mg/包）	2,000 mg，分2	ビタミン C 製剤．フリーラジカルスカベンジャー
ユベラ N カプセル（100 mg）	1 カプセル，分1	ビタミン E 製剤．フリーラジカルスカベンジャー
ノイキノン錠（10 mg）	9 錠，分3	コエンザイム Q10．電子伝達系供与体
エルカルチン錠（300 mg）	3 錠，分3	L-カルニチン．ミトコンドリアへの脂肪酸輸送
アリナミン F 錠（25 mg）	9 錠，分3	ビタミン B_1 誘導体．ピルビン酸脱水素酵素の補酵素

以上の薬剤を内服投与する．

d ケアはどうする？

1) 医療費助成

ミトコンドリア病は障害された臓器と程度に応じ身体障害者手帳を取得することが可能で，医療費助成や移動支援，税金免除などを受けられる．その他，難病医療費等助成制度，自立支援医療制度がある．20歳未満では小児慢性特定疾患医療費助成制度がある．

2) 手当，給付金

精神，身体に著しく重度の障害を有し，日常生活において常時特別の介護を必要とする状態にある在宅の20歳以上の者に特別障害者手当が支給される．20歳未満では特別児童扶養手当，障害児福祉手当がある．

◇文献

1) Wilkinson JD et al: The pediatric cardiomyopathy registry and heart failure: key results from the first 15 years. Heart Fail Clin **6**: 401-413, 2010
2) Scaglia F et al: Clinical spectrum, morbidity, and mortality in 113 pediatric patients with mitochondrial disease. Pediatrics **114**: 925-931, 2004
3) Finsterer J: Cardiogenetics, neurogenetics, and pathogenetics of left ventricular hypertrabeculation/ noncompaction. Pediatr Cardiol **30**: 659-681, 2009
4) Anan R et al: Cardiac involvement in mitochondrial diseases. A study on 17 patients with documented mitochondrial DNA defects. Circulation **91**: 955-961, 1995
5) Kabunga P et al: Systematic review of cardiac electrical disease in Kearns-Sayre syndrome and mitochondrial cytopathy. Int J Cardiol **181**: 303-310, 2015
6) Bernier FP et al: Diagnostic criteria for respiratory chain disorders in adults and children. Neurology **59**: 1406-1411, 2002
7) 武田充人：ミトコンドリア心筋症の診断の進め方は？ ミトコンドリア病診療マニュアル2017，日本ミトコンドリア学会（編），診断と治療社，東京，p69-76，2016
8) Epstein AE et al: 2012 ACCF/AHA/HRS focused update incorporated into the ACCF/AHA/HRS 2008 guidelines for device-based therapy of cardiac rhythm abnormalities: a report of the American College of Cardiology Foundation/American Heart Association Task Force on Practice Guidelines and the Heart Rhythm Society. J Am Coll Cardiol **61**: e6-e75, 2013
9) Russo AM et al: ACCF/HRS/AHA/ASE/HFSA/SCAI/SCCT/SCMR 2013 appropriate use criteria for implantable cardioverter-defibrillators and cardiac resynchronization therapy: a report of the American College of Cardiology Foundation appropriate use criteria task force, Heart Rhythm Society, American Heart Association, American Society of Echocardiography, Heart Failure Society of America, Society for Cardiovascular Angiography and Interventions, Society of Cardiovascular Computed Tomography, and Society for Cardiovascular Magnetic Resonance. J Am Coll Cardiol **61**: 1318-1368, 2013
10) 日本循環器学会ほか：重症心不全に対する植込型補助人工心臓治療ガイドライン，2014．http://www. j-circ.or.jp/guideline/pdf/JCS2013_kyo_h.pdf（最終確認日：2019年6月28日；左記URLでは「2014年4月28日更新」版として公開されている）
11) 武田充人：ミトコンドリア異常．小児・成育循環器学，日本小児循環器学会（編），診断と治療社，東京，p646-650，2018

E 心膜疾患，腫瘍

1 心臓腫瘍（悪性・転移性）

a こんな疾患

　悪性心臓腫瘍はまれな疾患であるが，化学療法，放射線治療などが奏効せず予後は極めて不良とされてきた[1]．外科的切除後の予後も不良で，その適応は腫瘍嵌頓などによる突然死を回避することに限られてきた[2]．一方で，**近年外科的切除に化学療法，放射線治療などの集学的治療を積極的に組み合わせることにより，長期生存例も報告されている**[3-5]．本項では，悪性心臓腫瘍治療における最近の知見と成績向上のための診療上の要点を述べる．

1）種類と疫学

　原発性心臓腫瘍は極めてまれな疾患であり，剖検例による頻度は 0.001〜0.3％と報告されている[6]．わが国における原発性心臓腫瘍の疫学調査では 79.8％が良性で，原発性悪性心臓腫瘍 18％，心膜悪性中皮腫 0.4％，大血管肉腫 1.8％であり，悪性腫瘍の最多は悪性リンパ腫（8.9％），次いで心臓肉腫（7％）とされている[7]．一方，海外の報告では，原発性悪性リンパ腫は原発性悪性心臓腫瘍のわずか 1〜5％とされていたが[6]，最近，原発性悪性心臓腫瘍の 27.3％が血管肉腫で，26.9％が非 Hodgkin リンパ腫であったとするわが国の疫学調査と類似した報告もみられる．わが国における成人心臓肉腫では，頻度の多い順に血管肉腫，悪性線維性組織球腫（未分化多形肉腫），骨肉腫，平滑筋肉腫で，小児では横紋筋肉腫が最も多い[7]．血管肉腫は，海外の報告でも原発性悪性心臓腫瘍の 30％前後を占め最も多い[7, 9]．

　転移性悪性心臓腫瘍の頻度は，全悪性腫瘍剖検例の 1.7〜9.0％に及び，原発性心臓腫瘍の 100 倍以上の頻度があるといわれている[7]．転移経路は，直接浸潤（肺がん，縦隔腫瘍，食道がんなど），血行性またはリンパ行性遠隔転移（乳がん，悪性リンパ腫，消化器がん，メラノーマなど），血管内進展（腎がんなど）がある[7]．最も多い原発巣は肺がん（33〜39％）で，次いで悪性リンパ腫・白血病（10〜21％），乳がん（10〜12％）との報告がある[8]．

b 診断の考え方とポイント

　診断は主に心エコーおよび心臓 CT，MRI 検査によってなされるが，画像上では良性と悪性の鑑別や質的診断が困難なことも多い．確定診断には，生検による病理組織診断が必要となるが，各種肉腫の鑑別にしばしば免疫組織化学的検査を要することが少なくない．

1）心エコー

　腫瘍の大きさ，性状，部位，可動性を非侵襲的に診断できる利点がある（図 1）．また，カラードプラ法にて腫瘍内の血流の有無が確認できる．さらに，経食道心エコー検査，三次元エコーにより腫瘍径，立体構造，解剖学的局在，弁破壊の有無など，より詳細な評価が可能となった．欠点としては，腫瘍の部位によっては全貌を描出できなかったり，患者条件やアーチファクトの問題，操作者によって診断の質が変化する可能性がある．

■参考となる症例■

症例①：悪性線維性組織球腫（未分化多形肉腫）

39 歳男性．1 年前他院にて右房肉腫の不完全切除を受け，再発にて入院となった．心エコー，MDCT にて右房・右室内に三尖弁に嵌頓する恐れのある可動性巨大腫瘍，左房内の石灰化した腫瘍が認められた（図 1，2）．腫瘍付着部の上大静脈壁，右房壁，左房壁も含めて腫瘍を完全切除し，心房壁欠損部はウシ心膜にて再建した．摘出標本（図 3）の免疫染色を含めた病理組織診断は未分化多形肉腫であり，術後は，腫瘍専門施設に転院し，放射線治療の後，化学療法（ゲムシタビン，ドセタキセル）を 5 クール行った．5 年の生存が得られたが，最終的に全身転移により死亡した．

症例②：血管肉腫

76 歳男性．左房粘液腫疑いで摘出術を行った．腫瘍は左右肺静脈間の左房後壁に付着しており（図 4），付着部心房壁を含めて完全切除し，心房欠損部はウシ心膜にて再建した．腫瘍の病理組織診断は血管肉腫であり，術後集学的治療を腫瘍専門施設に依頼した．高齢であるため放射線治療のみの適応となった．以後 6 年間再発を認めなかったが，放射線治療 2 年後より放射線心筋障害によると思われる左室拡張障害が徐々に増悪し，術後 6 年目に心不全，肺炎により死亡した．

Ⅱ　疾患各論　知っておきたい循環器希少疾患・病態

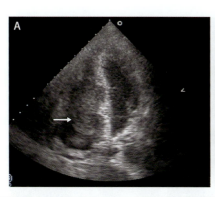
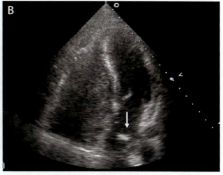

図1 参考となる症例①：経胸壁心エコー所見
A：右房・右室内腫瘍（7.2 cm×4.8 cm），B：左房内腫瘍（2.1 cm×0.8 cm）

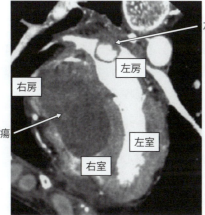
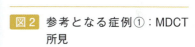

図2 参考となる症例①：MDCT所見

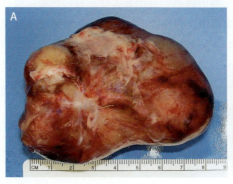
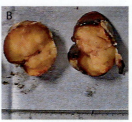

図3 参考となる症例①：摘出標本
A：右房・右室内腫瘍全景，B：右房・右室内腫瘍横断割面

165

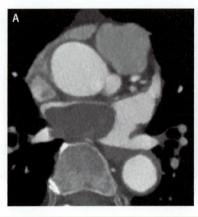
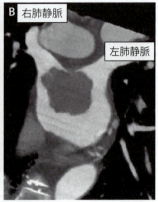

図4　参考となる症例②：左房内血管肉腫（3.5 cm×3.6 cm）
A：MDCT axial 像，B：MDCT MPR（multiplanar reformation）像

a）血管肉腫

　発生部位は，右房が最も多く（71.4％），次いで心外膜（20.4％）とされている[9]．心エコー検査では，右房自由壁より心外膜にかけて塊状エコーを認め，心嚢液貯留を認めることが多い．心筋への浸潤により壁肥厚を呈する．

b）悪性リンパ腫

　腫瘍の診断，局在や，半数以上に多量の心嚢液を伴うため心嚢液の評価を行う．初期病変や塊状に増大していない腫瘍の場合は心嚢液や心膜肥厚の所見しか得られないことがあるので注意が必要である．

2）多列検出器 CT（MDCT），MRI

　MDCT，MRI は心臓内や心膜の腫瘍の描出および形態の把握に優れており，腫瘍の部位や広がりについて鮮明な画像が得られる[11]．また，**短時間で三次元再構成することが可能であり，空間解剖や位置関係の把握が可能となる**[11]（図2，4）．さらに，軟部組織の識別に優れているため，心筋への浸潤の程度が診断可能であること，転移の診断が可能であることなどの利点がある．また，心エコーと比較して質的診断に優れ，特にMRI 所見では，腫瘍の病理組織診断とのある程度の相関が指摘されている[12]．欠点としては，時間分解能が低いためサイズの小さいものは検出しにくいこと，また CT では放射線被曝，造影剤使用による腎臓への影響，MRI では禁忌となる体内金属，閉所恐怖症などの問題がある．

a）血管肉腫

　低吸収域の腫瘍として認められ，表面が不均一あるいは結節状（カリフラワー状）を

呈し（図4），造影にて強く造影される[11]．心房，心室に浸潤を認めることがある．診断時にはしばしば転移（特に肺転移）を伴っているため，転移の診断にも有用であり，**治療後の再発，転移の診断はFDG PETとCTを組み合わせたPET-CTが有用である**．

b）悪性リンパ腫

　右心系に認められることが多く，半数以上に多量の心囊液を伴う．複数の心腔が腫瘍に浸潤されることも多く，心筋内に広く浸潤するため壁が不均一に肥厚する．心エコーでは感度が低く，CTが腫瘍の進展などの診断に優れている[11]．心筋組織と比較して低あるいは等レベルの軟部組織腫瘤として捉えられ，不均一に染影される．ガリウムシンチグラフィーやFDG PETは，腫瘍の局在やステージ診断に有用であるが，空間分解能が低いため，CTと組み合わせたPET-CTにより局在診断が行われる．**FDG PETは治療効果の判定や再発有無の評価に不可欠とされている**．

c）転移性腫瘍

　浸潤，遠隔転移とも，腫瘍の局在，辺縁の性状，造影効果，内部の構造，濃度などが検出できる．また，心エコーとは異なり，原発巣が診断できるため，転移性腫瘍の診断には不可欠である．その他，タリウムシンチグラフィー，ガリウムシンチグラフィーが診断の一助となる．転移性心臓腫瘍の予後は極めて不良であり，これらを駆使した早期診断が予後改善に重要である．

C　治療はどうする？

　原発性腫瘍は，診断時の腫瘍の進展，転移状況などにより，外科的切除，集学的治療（化学療法，放射線治療など）が考慮される．転移性腫瘍は診断時に全身転移が認められることが多く，外科的切除の適応となることはほとんどなく，原発腫瘍の組織型に応じた集学的治療が検討される．両腫瘍とも予後は著しく不良であるが，根治性，予後とは関係なしに，腫瘍，血栓による塞栓，嵌頓などにより突然死が懸念されるような症例では，突然死に対する緊急避難的処置として外科的摘出が考慮される場合がある[2]．

1）心臓肉腫

　外科的に腫瘍摘出術を試みる．腫瘍の完全切除が望ましく，浸潤した心房・心室壁や心臓弁も可及的に拡大切除し，ウシ心膜や人工弁で再建・修復することが望まれる．しかし，完全切除が困難な場合も多く，術前または術後の集学的治療として化学療法や放射線治療が行われる．化学療法としては，血管肉腫ではドキソルビシンやアドリアマイシン系薬剤が用いられる．また，術前に化学療法を行い腫瘍の減少や微細な転移病変を除去した後に腫瘍摘出術を施行することの有効性も報告されている[13,14]．全般に腫瘍

の生育が早く，化学療法や放射線治療に対する感受性が低いため予後不良で，従来，診断確定からの平均生存期間は9～11ヵ月とされてきたが，最近，長期生存例も報告されている．Abu Salehらは，腫瘍切除と術前化学療法を行った右心系肉腫において，摘出標本のマージンの腫瘍細胞が陽性例の平均生存期間は16.11ヵ月なのに対し，陰性例では58.6ヵ月であり，さらに化学療法を行っている群の生存期間が長かったことを報告している[14]．このように，**腫瘍の拡大完全切除と腫瘍専門医と連携した術前または術後の積極的な集学的治療により予後改善が期待でき**[3-5, 13, 14]，**今後の診療に生かすべき重要な留意点と考えられる**．

2) 悪性リンパ腫

全身リンパ腫に準じた治療が行われ，中心的な薬物治療はCHOP療法（シクロホスファミド，ドキソルビシン，ビンクリスチン，プレドニゾロン）である．全身リンパ腫では領域放射線照射（involved-field radiotherapy）を併用するが，心臓リンパ腫では放射線治療後の心膜炎，心筋障害などを考慮し積極的には行われない．また，広範な心筋浸潤を認める場合は，化学療法後の腫瘍組織壊死や肺塞栓により突然死することもあり，注意が必要である．

3) 転移性心臓腫瘍

a) 浸潤

原発病変が制御されており，多臓器，全身への転移がなければ，外科的治療の対象となる．この場合，原発巣も含めて腫瘍の完全切除が望ましい．また，心臓転移巣による突然死（心機能低下，腫瘍・血栓による塞栓，嵌頓）の可能性がある場合も外科的摘出の適応となる．すでに多臓器，全身転移が認められる場合は，原発腫瘍の組織型に応じて化学療法，放射線治療が行われる．

b) 遠隔転移

通常，診断時にはすでに全身転移しているため，外科的治療がなされることはほとんどないが，血行動態の悪化や腫瘍塞栓が危惧される場合は，腫瘍切除が適応されることがある．**原発腫瘍に準じた放射線治療，化学療法が考慮されることがあるが，心筋内腫瘍や放射線による心筋障害，薬剤性心筋障害による心不全に注意を要する**．外科的治療，集学的治療とも予後は極めて不良であり，診断時からの生存は7ヵ月～2年と言われている[15]．

d 今後の診療において大切なことは？

　原発性悪性心臓腫瘍は治療抵抗性の予後不良疾患として治療が断念されてきたが，早期診断と外科的拡大完全切除，さらに積極的な集学的治療を組み合わせることで長期生存が期待でき，決してあきらめるべき疾患ではないことに留意して的確な診療を進めることが重要である．

◇文献

1) Shanmugam G et al: Primary cardiac sarcoma. Review. Eur J Cardiothorac Surg **29**: 925-923, 2006

2) Hamidi M et al: Primary cardiac sarcoma. Ann Thorac Surg **90**: 176-181, 2010

3) Simpson L et al: Malignant primary cardiac tumors. Cancer **112**: 2440-246, 2008

4) Bakaeen FG et al: Outcom after surgical resection of cardiac sarcoma in the multimodality treatment era. J Thorac Cardiovasc Surg **137**: 1454-1460, 2009

5) Takeda K et al: Unusual presentation of multiple recurrent cardiac sarcoma as acute acalculous cholecystitis caused by rapid expansion into the right cardiac chamber: report of a case. Surg Today **42**: 479-481, 2012

6) Butany J et al: Cardiac tumors: diagnosis and management. Lancet Oncol **6**: 219-228, 2005

7) 天野　純，中山　淳：心臓腫瘍の疫学・頻度．心臓腫瘍学，天野　純（編），南山堂，東京，p8-18，2011

8) Saad AM et al: Characteristics, survival and incidence rates and trends of primary cardiac malignancies in the United States. Cardiovasc Pathol **33**: 27-31, 2018

9) Rettmar K et al: Primary angiosarcoma of the heart: report of a case and review of the literature. Jpn Heart J **34**: 667-683, 1993

10) Goldberg AD et al: Tumors metastatic to the heart. Circulation **128**: 1790-1794, 2013

11) 野本奈津美，谷　智子：心臓腫瘍を診断する．循環器臨床を変える MDCT：そのポテンシャルを活かす！伊藤　浩，小山靖史（編），文光堂，東京，p218-221，2015

12) Patel R et al: Diagnostic performance of cardiac magnetic resonance imaging and echocardiography in evaluation od cardiac and paracardiac masses. Am J Cardiol **117**: 135-140, 2016

13) Luk A et al: Cardiac angiosarcoma: a case report and review of the literature. Cardiovasc Pathol **19**: e69-e74, 2010

14) Abu Saleh WK et al: Improved outcomes with the evolution of a neoadjuvant chemotherapy approach to right heart sarcoma. Ann Thorac Surg **104**: 90-97, 2017

15) Hoffmeier A et al: Cardiac tumors-diagnosis and surgical treatment. Dtsch Arztebl Int **111**: 205-211, 2014

E 心膜疾患，腫瘍

2 収縮性心膜炎

a こんな疾患

収縮性心膜炎は，主にむくみや胸水などの右心不全症状を呈するが，見かけの左室収縮性は保たれているため，時に診断されないまま経過することがある疾患である．

同様に見かけの左室収縮性は保たれているが心不全をきたす他の疾患，左室駆出分画の保たれた心不全 (HFpEF) や，拘束型心筋症との鑑別が重要である．収縮性心膜炎はまれではあるが，これらの疾患とは予後や治療法に大きな違いがある．**原因不明の右心不全をみた場合には，収縮性心膜炎の診断も念頭に置いて検査を進める**ことが大切である．

1）機序・病態

収縮性心膜炎は，何らかの原因で心膜の炎症・瘢痕化を生じ，心膜のコンプライアンス（伸び縮みしやすさ）が低下する．心房・心室へ血液が充満する時相では，心膜で限られたなかで容積を奪い合い，4つの腔の内圧が等しく上昇する．右房圧上昇により浮腫，肝うっ血・うっ血性肝硬変，腹水などの右心不全をきたしたり，十分な左室充満が得られないため低心拍出による症状を呈したりすることなる．

収縮性心膜炎では肥厚した心膜のために，胸腔内の呼吸性変動が心腔内に伝わりにくくなり，吸気時の左房への静脈還流がより少なくなる．収縮性心膜炎の診断は，心膜の肥厚・硬化や静脈うっ滞の所見に加えて，心室間相互作用とその呼吸性変動がより強調されていることを検出することによってなされる．

心膜が正常であったとしても急速な心負荷により心腔容積が増大すると，心膜の制限のために心室間相互作用が生じ，機能的に収縮性心膜炎様の血行動態を呈し得る[1]．また逆に，収縮性心膜炎例において利尿薬がある程度奏効するのは，心腔容積が縮小し心室間相互作用が軽減されるという機序の関与もあると考えられる．収縮性心膜炎の所見が揃わず診断に苦慮する場合があるのは，こうした理由によると考えられる．

臨床経過からいくつかの病態が提唱されている[2]．

Ⅱ　疾患各論　知っておきたい循環器希少疾患・病態

a）一過性収縮性心膜炎

収縮性心膜炎の所見が認められるが，抗炎症薬を使用することによって数週間の経過で改善する例があることが知られている[2]．**収縮性心膜炎のうち10〜20％が一過性の経過を示す**．一過性収縮性心膜炎は，心膜炎症状が少量の心嚢液とともに生じ，開心術後の例が多いとされる[2]．心膜の急性炎症のために収縮性心膜炎様の血行動態を示すが，炎症反応の改善とともに改善する．収縮性心膜炎を新たに診断した場合，長期間の経過を示唆するような，るい痩，心房細動，肝機能障害，心膜石灰化などの所見がなく，血行動態的に安定しているならば，心膜剝離術を行う前に2〜3ヵ月間保存的に加療し，改善の有無を確認してもよい．心臓CTや心臓MRI，核医学検査によって心膜の炎症の有無を診断することは，可逆性の有無を判断するために有用と考えられている[2]．

b）滲出性収縮性心膜炎

収縮性心膜炎の典型例では，生理的な量の心嚢液も失われ，心膜腔の観察は困難である．しかし，心嚢液の貯留した症例（滲出性収縮性心膜炎）もあり，心嚢液の量が多い場合には，心タンポナーデ様の血行動態も示す．心タンポナーデが疑われる例で心嚢穿刺排液を行ったのちにも右房圧の低下が認められない場合，滲出性収縮性心膜炎が疑われる．

滲出性収縮性心膜炎においては，壁側心膜よりも臓側心膜によって収縮性心膜炎様の血行動態が惹起される．このため，根治術には心臓表面の臓側心膜を細かく切開することが必要となり，経験の多い術者による実施が望ましい[2]．

2）疫学

収縮性心膜炎の男性の罹患率は女性の約2倍とされているが，その原因はわかっていない[3]．

ウイルス性や特発性心膜炎が収縮性心膜炎へ移行することは少ない（＜1％）といわれている．免疫学的機序による心膜炎や悪性疾患による心膜炎では2〜5％が，細菌性心膜炎では高頻度（20〜30％）で収縮性心膜炎へ移行するといわれている[2]．

収縮性心膜炎の原因疾患として，かつては結核性収縮性心膜炎が多かったが，**近年では特発性およびウイルス性心膜炎が最も多く（42〜49％）**，開心術後（11〜37％），放射線治療に伴うもの（9〜31％），結合織疾患に伴うもの（3〜7％），結核や細菌性心膜炎に伴うものは3〜6％にすぎない．それ以外のまれな原因として，悪性疾患，外傷，薬剤性，アスベストによるもの，サルコイドーシス，尿毒症によるものなどが挙げられる[2]．**開心術後や不整脈治療時の心膜腔内での操作による医原性の収縮性心膜炎も増えている**[3]．きっかけとなった事象から数年を経て発症することがあり，心膜腔内での操作を行った例では注意深い経過観察が必要である．

E
心膜疾患，腫瘍

2
収縮性心膜炎

171

b 診断の考え方とポイント

　見かけの収縮能の保たれた原因不明の右心不全をみたときに，収縮性心膜炎の診断を念頭に置くことが大切である．

　心膜の肥厚，癒着，石灰化などの形態的な評価と，心腔充満圧の上昇，心室間相互作用などの機能的な評価が必要である．心膜の形態的な評価のためには，心エコー図に加えて CT や MRI が有効である．心膜の肥厚が観察されない症例でも収縮性心膜炎様の血行動態を示すことがある[2]．逆に，肥厚した心膜が心充満圧の上昇に関与していないこともある．特に放射線照射後や開心術後には心膜の変化と心筋障害を合併することがあり，そのどちらが主たる影響を及ぼしているかの判断が重要である．血行動態的な評価のためには，侵襲的な心内圧測定が必要となる場合も多いが，その前に非侵襲的な方法によって診断の確度を高めておく必要がある．非侵襲的検査のなかでは，特に心エコー図検査が有用である．収縮性心膜炎の診断のためには，僧帽弁流入血流，三尖弁流入血流の呼吸性変動の観察など，通常の検査では行わない方法で検査をしないと得られない所見があるため，他の臨床情報や検査中の所見から診断を念頭に浮かべて検査を行うことが大切である．

1）身体所見

　右房圧の上昇を反映して頸静脈の怒張が観察される．収縮性心膜炎に特徴的な所見として，通常の x 谷に加えて深い y 谷が認められる（Friedreich 徴候）．心膜のコンプライアンスが低下しているために，拡張早期のわずかな容積の変化によっても右房圧が大きく低下するために生じる．1 心拍に 2 回拍動するように観察される．同じ心膜疾患である心タンポナーデでは深い y 谷は認められない．

　頸静脈拍動の最高点が，正常とは逆に吸気時に上昇する所見（Kussmaul 徴候）が認められる．吸気時の胸腔内圧低下によって静脈還流が増加する際に，硬い心膜のために右房が拡がれず，右房圧が上昇する．Kussmaul 徴候は，右室梗塞，肺血栓塞栓，重症心不全のような病態でも生じ，収縮性心膜炎に必ずしも特異的ではないものの，心タンポナーデでは認められない．

　拡張早期に 3 音よりも高調な心膜ノック音を聴取することがある．強い静脈うっ滞の徴候が認められる．薬剤抵抗性の浮腫を生じる．下肢の慢性的なむくみのためにうっ滞性皮膚炎を生じることも多い．腹水やるい痩を生じることもある．肝腫大，うっ血性肝硬変による黄疸を生じることもある．

2）胸部 X 線

胸水の有無が簡便に判定できる．心陰影の境界に曲線状の心膜石灰化を認めた場合，収縮性心膜炎が示唆される．側面像がより有用である．

3）血液検査

うっ血や肝硬変を生じ，肝機能障害や黄疸を生じることがある．うっ血所見に比してBNP の上昇は軽度であり，拘束型心筋症との鑑別に有用とされる[4]．

4）心エコー図

収縮性心膜炎では一般的には左室収縮性が保たれているが，それにもかかわらず，右房圧が上昇し，下大静脈は緊満して呼吸性変動に乏しい．

心膜が肥厚し，輝度が上昇している場合，収縮性心膜炎が示唆されるが，心膜の所見が目立たない収縮性心膜炎例も存在する．また，滲出性収縮性心膜炎の場合には心囊液の貯留を認めることがある．心窩部から心臓と肝臓との接触面を観察すると，通常滑らかに滑る心膜が癒着しているのを観察できる場合がある．

中隔の奇異性運動は，しばしば収縮性心膜炎を疑うきっかけとなる．M モード上で中隔の拡張早期のノッチとして観察される．2D 画像上でも中隔の拡張早期の震えるような動きとして認識される[2]．また，心室中隔が吸気時に左室側，呼気時に右室側に偏位するのが観察される[2]．

パルスドプラ法で僧帽弁流入血流，三尖弁流入血流の呼吸性変動が観察される（図1）[5]．自然に呼吸させながら，スイープ速度を遅くして観察するとよい．画面上に呼吸を表示させるとよい．僧帽弁流入血流が呼気時に増加（25％以上），三尖弁流入血流が吸気時に増加（40％以上）という逆のパターン（discordant パターン）を示す場合には，心室間相互作用があると判断される[2]．呼吸性変動は心房細動例であっても観察されるが，判定が困難なことも多い[5]．右房圧が極端に高い場合には呼吸性変動が生じにくくなる．このようなときには上体を起こしたり，利尿薬を使用したりして前負荷を取ると呼吸性変動が認められるようになる[6]．

心タンポナーデの場合にも同様の呼吸性変動が認められる．しかし，心囊ドレナージを行った後にも心室間相互作用が認められる場合には，収縮性心膜炎の合併（滲出性収縮性心膜炎）が疑われる[2]．拘束型心筋症では，原則としてこのような呼吸性変動は認められない[5]．

収縮性心膜炎では原則心筋自体の機能は障害されない．拡張早期僧帽弁輪運動速度（e'）も保たれる（e'＞8 cm/秒）．HFpEF や拘束型心筋症では e' は減少する[6]．また，通常は拡張早期僧帽弁流入速度（E）との比（E/e'）は左房圧と比例するが，収縮性心膜

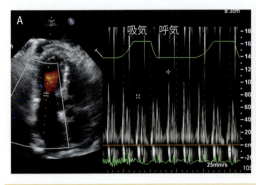 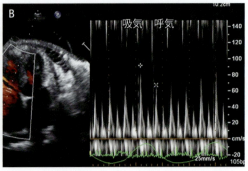

図1 収縮性心膜炎例の心エコー図（左室流入血流/右室流入血流のパルスドプラ法による観察）
A：左室，B：右室．左室流入血流速度は呼気時に増高（増加率 50％），吸気時に減高し，右室流入血流は呼気時に減高，吸気時に増高（増加率 36％）するという逆のパターンを示した．

炎では反比例する[7]．また，正常では中隔 e' よりも側壁 e' のほうが高値であるが，収縮性心膜炎では自由壁側の弁輪運動が制限され，中隔 e' のほうが高いことが多い[2]．

これらの心エコー図所見は心膜剝離術後多くは改善するが，症状の改善にかかわらず心エコー図上の異常所見が残存することもある[8]．

5) CT

肥厚した心膜（>3～4 mm）を検出することができる．しかし，心膜の肥厚が認められるものは 20％にすぎない[2]．一方，心膜の肥厚が検出できない収縮性心膜炎例であっても心膜剝離術は有効とされている．造影 CT によって心膜の炎症を診断できる[2]．

6) 心臓 MRI

心膜の遅延造影の有無によって心膜の炎症の有無が評価できる[2]．Tagging によって壁側心膜と心筋の癒着の有無を判断できる[9]．シネ MRI によって，心エコーと同様に心室間相互作用を評価し得る[2]．

7) 核医学検査 [ガリウム (Ga) シンチグラフィー /CT, ^{18}F-FDG PET-CT]

心膜の炎症の有無を確認するために，Ga シンチグラフィー /CT や ^{18}F-FDG PET-CT が有効な場合がある[10]．ただし現時点では，心膜炎に ^{18}F-FDG PET-CT の保険適用はない．

8) 心臓カテーテル

収縮性心膜炎においては，心膜で限られた中にある 4 つの腔の内圧が充満時に等し

II 疾患各論 知っておきたい循環器希少疾患・病態

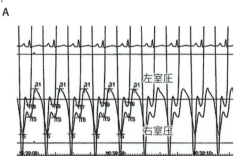
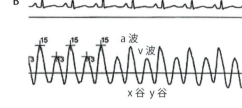
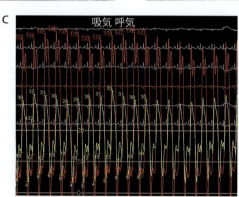

図2 収縮性心膜炎例の心臓カテーテル検査
A：右室圧・左室圧同時圧測定；右室圧，左室圧は dip and plateau パターンを示し，拡張期にほぼ等圧（＜5 mmHg）であった．右室拡張期圧が収縮期圧の 1/3 以上となっているのも収縮性心膜炎に典型的である．
B：右房圧；平均右房圧は 11 mmHg と上昇し，x 谷と深い y 谷が観察された．
C：右室圧・左室圧同時圧測定（呼吸性変動の観察）；右室圧は吸気時に増高，呼気時に減高，左室圧は吸気時に減高，呼気時に増高という逆のパターン（discordant パターン）を示した．収縮期圧の比較を容易にするために右室圧と左室圧のスケールが異なることに注意する（黄色：右室圧，赤色：左室圧）．

く上昇する．同時圧測定すると右室・左室の充満圧の差はほとんどない（＜5 mmHg）（図2A）．心室の拡張期圧が dip and plateau パターンを示すのは，急速充満期に急速に圧が上昇し，以降は血液がほとんど流入しないことを反映している（図2A）．右室拡張期圧が右室収縮期圧に比して高い（1/3 以上）ことも収縮性心膜炎に特徴的とされる（図2A）．右房圧は上昇し，通常の x 谷に加えて深い y 谷を伴う（図2B）．これらの所見は収縮性心膜炎時に多く認められるが，感度，特異度ともに十分高くはない[5]．

最も特異的な所見は，右室圧・左室圧同時圧測定で呼吸性変動を観察することによって得られる．収縮性心膜炎においては，前述のように左室収縮期圧が吸気時に低下/呼気時に上昇，右室収縮期圧が吸気時に上昇/呼気時に低下という逆のパターン（discordant パターン）を示す（図 2C）．この所見は，収縮性心膜炎に特異的な心室間相互作用を反映するものといえる[5]．

収縮性心膜炎例の心筋生検では正常または非特異的所見しか得られないが，拘束型心筋症の場合にはアミロイドーシスその他の浸潤性疾患の所見を認めることがあるため，鑑別のために実施されることがある[11]．

c 治療はどうする？

根本的な治療は外科的な心膜剥離術である．しかし，10～20％が一過性の収縮性心膜炎であるとも報告されており[2]，状態の安定している場合には一定期間の経過観察が必要である．血液検査上の炎症反応や画像診断で心膜に炎症が証明された場合には，抗炎症薬による可逆性が期待される[2,10]．結核性収縮性心膜炎の約 60％は抗結核薬とステロイドによる治療に反応するとされる[3]．

1）心不全治療

右心不全に対して対症的に利尿薬投与が行われる．しかし，進行すると手術のリスクが高くなるため，内科的治療によって手術のタイミングを遅らせるべきではない[2]．

一方で，手術リスクが非常に高い場合や，本人が希望しないなどの理由で手術が実施できないこともある．その場合は，利尿薬を用いて対症的にうっ血コントロールが行われる．緩和的に強心薬が用いられることもある．

2）手術とその適応，予後規定因子

心膜剥離術が根本的な治療である．前述の通り壁側心膜の除去に加えて，臓側心膜に細かく切開を入れることが必要な場合が多い[2]．

末期の収縮性心膜炎に対しては，心膜剥離術も奏効しない[2]．**収縮性心膜炎が末期に至っていることを示唆する所見としては，るい痩，心房細動，安静時低心拍出量（＜1.2 L/分/m^2），蛋白漏出性胃腸症や肝うっ血/肝硬変による低アルブミン血症が挙げられる**．放射線照射による心膜炎は心筋障害を伴う場合が多く，予後が悪い．腎機能障害，肺高血圧症，低左心機能，低ナトリウム血症を伴う例も予後が悪い．肝硬変の重症度分類である Child 分類がリスク層別化に有用とされる[2]．

d ケアはどうする？

収縮性心膜炎に対する難病認定はない．しかし，指定難病の 1 つである拘束型心筋

症と病像がよく似ている．拘束型心筋症の疑われる患者の診療においては，収縮性心膜炎を鑑別する必要がある．

手術のリスクの高い末期の症例では，対症的な内科的治療が行われ，緩和的なアプローチが必要である．

◇文献

1) LeWinter MM, Hopkins WE: Pericardial diseases. Braunwald's Heart Disease: A textbook of cardiovascular medicine, 10th ed, Mann DL et al(eds), Elsevier, p1636-1657, 2015
2) Adler Y et al: 2015 ESC Guidelines for the diagnosis and management of pericardial diseases: The Task Force for the Diagnosis and Management of Pericardial Diseases of the European Society of Cardiology (ESC) Endorsed by: The European Association for Cardio-Thoracic Surgery (EACTS). Eur Heart J **36**: 2921-2964, 2015
3) Syed FF et al: Constrictive pericarditis--a curable diastolic heart failure. Nat Rev Cardiol **11**: 530-544, 2014
4) Leya FS et al: The efficacy of brain natriuretic peptide levels in differentiating constrictive pericarditis from restrictive cardiomyopathy. J Am Coll Cardiol **45**: 1900-1902, 2005
5) Hurrell DG et al: Value of dynamic respiratory changes in left and right ventricular pressures for the diagnosis of constrictive pericarditis. Circulation **93**: 2007-2013, 1996
6) Oh JK et al: Preload reduction to unmask the characteristic Doppler features of constrictive pericarditis. A new observation. Circulation **95**: 796-799, 1997
7) Ha JW et al: Annulus paradoxus: transmitral flow velocity to mitral annular velocity ratio is inversely proportional to pulmonary capillary wedge pressure in patients with constrictive pericarditis. Circulation **104**: 976-978, 2001
8) Senni M et al: Left ventricular systolic and diastolic function after pericardiectomy in patients with constrictive pericarditis: Doppler echocardiographic findings and correlation with clinical status. J Am Coll Cardiol **33**: 1182-1188, 1999
9) Kojima S et al: Diagnosis of constrictive pericarditis by tagged cine magnetic resonance imaging. N Engl J Med **341**: 373-374, 1999
10) Nakao K et al: Transient constrictive pericarditis diagnosed by cardiac magnetic resonance, 67Ga scintigraphy, and positron emission tomography. Int J Cardiol **137**: e70-e72, 2009
11) Schoenfeld MH et al: Restrictive cardiomyopathy versus constrictive pericarditis: role of endomyocardial biopsy in avoiding unnecessary thoracotomy. Circulation **75**: 1012-1017, 1987

F 末梢動脈疾患

1 末梢動脈瘤

a こんな疾患

　動脈瘤は，全身の動脈に生じ得る．なかでも大動脈瘤を除いた，一般に四肢動脈，内臓動脈に生じた動脈瘤を末梢動脈瘤と称する．瘤の定義は，動脈の局所が生理的限界を超えて拡張した状態である．広範囲に拡張した拡張症（arteriomegaly）とは区別する．通常の同部位動脈径の 1.5 倍を目安に動脈瘤とされる．

　症状としては，**体表面に近い動脈瘤の場合は拍動性腫瘤として自覚されるが，ほとんどの場合は無症候である**．内臓動脈瘤の場合は，しばしば破裂による出血や切迫破裂による突然の疼痛として発見される．他に，急性閉塞に代表される血栓閉塞による直接的な症状，瘤内の血栓が持続的に遠位塞栓を起こすことで，blue toe 症候群を呈することもあるため注意が必要である．

1）機序・病態

　成因としてはさまざまあるが，動脈硬化性によるものが多く認められる．ほかに医原性，外傷，膝窩動脈の捕捉，Behçet 病，動脈炎，感染性心内膜炎による動脈瘤が報告されている．

　脾動脈瘤では門脈圧亢進や腹腔内圧の影響，肝動脈瘤では肝移植後や肝疾患の末期に多いとされている．

　末梢動脈瘤の特徴の 1 つとして，比較的破裂を起こしやすいといわれている．特に腸骨動脈瘤は大動脈瘤と比して破裂が多いとされることに加え，膵十二指腸動脈瘤は小径でも破裂をきたすことが多い．

2）疫学

　発生頻度としては諸説あるが，四肢動脈瘤は膝窩動脈領域が最も多く，腸骨動脈領域がそれに次ぐとされる．これらの部位では腹部大動脈瘤を伴っていることが多い．50％以上が両側性であり，圧倒的に男性の発症率が高く，60 歳以上の高齢者に多い．

Ⅱ　疾患各論　知っておきたい循環器希少疾患・病態

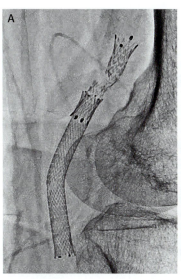
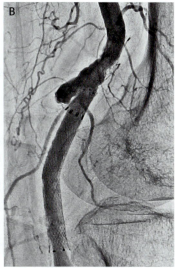

図1 膝窩動脈の血管造影像
　　A：ステント破損，B：P2にみられた瘤の再増大

　腸骨動脈瘤のなかでも孤立性腸骨動脈瘤はまれな疾患であり，腹部大動脈瘤の1～6％程度と報告されている[1]．

　内臓動脈瘤も比較的まれな疾患であり，諸説あるが1％程度と報告されている．発生部位では脾動脈瘤が最も多く，内臓動脈瘤の6割程度，次いで肝動脈瘤が2割程度とされる[2]．

■ピットフォール■
まずは疑うことが重要である．遠位部にかけ，なんとなく大きいと思ったら，膝窩動脈瘤を疑うことが重要である．
さらに膝窩動脈瘤が閉塞している場合は，通常の末梢動脈疾患として治療をされることがある．そのようなケースでは，血栓化していた瘤が再増悪すること，しばしばステント破損につながることがあるため注意が必要である（図1）．
術前のエコーやCTにて容易に診断可能であるが，血管造影のみでは膝窩動脈瘤の判断が困難な場合があることに留意すべきである．

b 診断の考え方とポイント

診断は，聴診，触診はもちろんのことであるが，血管エコーやCTといった画像検査が中心的役割を担う．**健診の際，偶発的に発見されるケースが多い**．

1）血管エコー

血管の検査では最も簡便かつ低侵襲に行うことができる．全体像を把握することは困難であるが，繰り返し施行することも可能である．真腔/偽腔の判定，壁在血栓の有無，ACサイン (anechoic crescent sign)，マントルサインなども観察する[3]．

2）CT（図2）

動脈瘤診断において中心的役割を担う．特に瘤の形状や大きさ，石灰化の程度や壁在血栓の有無に加えて三次元的イメージが得られることで，治療戦略を立てることが可能である．

3）血管造影

動脈瘤の診断のみで血管造影を行う機会は減少している．しかし何といっても同時に治療ができることが最大のメリットであり，特に破裂が疑われる緊急例では積極的に用いられる．

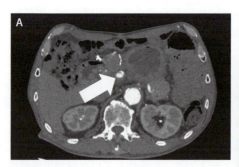
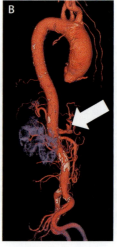

図2 腎動脈瘤のCT所見
A：axial像；約10 mmの嚢状瘤．B：VR像；三次元イメージがわかりやすい．

C 治療はどうする？

1) 内科的治療

積極的降圧治療はすべての症例で望まれる．また，内臓動脈瘤で石灰化を伴った比較的小径のものは，定期的な経過観察も重要である．

2) カテーテル治療

一般に腸骨動脈瘤は，30 mm を超えると侵襲的治療が考慮される．大動脈瘤と合併することが多く，しばしばステントグラフトのフルシステムで対応されることも多い．また，孤立性腸骨動脈瘤では，しばしば中枢 landing が確保できない症例が多い．Landing が確保できれば，総腸骨から外腸骨へのステントグラフト留置となる[4]．

膝窩動脈瘤は，20 mm を超えると治療の対象となる．最近，膝窩動脈瘤に対するステントグラフトを用いた治療が数多く行われ，なかでも VIABAHN® を用いた症例が多く報告されている．特に，Golchehr ら[5]によると，1 年の一次開存が 83％であり，3 年の経過観察で 13 症例（18％）で VIABAHN® の閉塞が生じ，そのうち 4 症例（全体の 6％）で急性動脈閉塞を呈した[5]．

また内臓動脈瘤の治療であるが，侵襲的治療の適応として，① 20 mm 以上の血管径，②破裂，③仮性動脈瘤，④急速な増大や症状の出現，などが挙げられる[2]．

しかし，脾動脈瘤以外の内臓動脈瘤については瘤径と破裂の関連性に関し明確なデータは少なく，各施設の判断にゆだねられている現状がある．図 3 は総肝動脈に生じた内臓動脈瘤症例であるが，VIABAHN® 5 mm×25 mm を留置することで動脈瘤のシールに成功した．

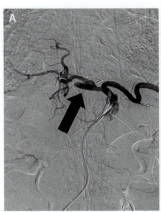 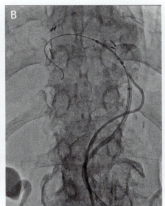 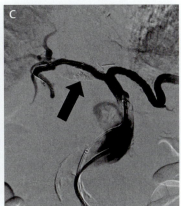

図3 総肝動脈に認められた仮性瘤
A：治療前，B：VIABAHN® を持ち込む，C：治療治療後．VIABAHN® により瘤の消失を認めた．

■**参考となる症例**■

奈良県立医科大学，市橋成夫先生のご厚意にて，膝窩動脈瘤を VIABAHN® にて治療し得た症例を提示する．

突然発症した安静時疼痛の 65 歳男性．CT 検査にて膝窩動脈瘤の完全閉塞による虚血症状と考えられた．大伏在静脈が静脈瘤であったためバイパスが適応にならず，血管内治療の方針となった．VIABAHN® を膝窩動脈に留置，良好な血流を得ることに成功した（図 4）．

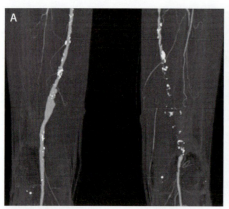
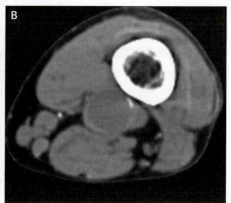
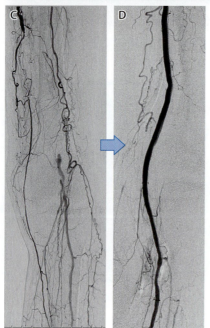

図4 参考となる症例：膝窩動脈瘤の CT 像と血管造影
A：MIP 像，B：axial 像；25mm 以上の閉塞した膝窩動脈瘤である．C：術前造影，D：VIABAHN® 留置後．VIABAHN® にて良好な血行再建が得られた．
（奈良県立医科大学放射線科，市橋成夫先生より提供）

3）手術療法

一般的に膝窩動脈瘤は，破裂の緊急手術でなく定期手術であれば予後は良好で，大伏在静脈グラフトでは特に高いグラフトの開存率が報告されている．

腸骨動脈瘤には，解剖学的特徴や手術リスクにより，Ｙグラフト，コイル塞栓＋F-Fバイパスが適宜選択される．

内臓動脈瘤の侵襲的的治療の適応については，現在確立されたものはなく，施設によってさまざまとなっている．開腹のリスクが高い場合が多いため，最近は血管内治療が好まれる傾向にある．しかし，感染を伴ったもの，解剖学的に血管内治療が不適の際は開腹手術が選択される．

◆文献

1）迫　史朗：孤立性腸骨動脈瘤に対する血管内治療．日血外会誌 **14**：73-78，2005
2）高橋直子：腹部内臓動脈瘤の治療検討．日血外会誌 **19**：487-493，2010
3）日本超音波医学会用語・診断基準委員会：超音波による大動脈・末梢動脈病変の標準的評価法．Jpn J Med Ultrasonics **41**：405-414, 2014
4）Posabella A et al：Covered stents in peripheral vascular aneurysm and emergencies. Endovascular Today October, p39-46, 2013
5）Golchehr B et al：Clinical Outcome of Isolated Popliteal Artery Aneurysms Treated with a Heparin-bonded Stent Graft. Eur J Vasc Endovasc Surg **52**：99-104, 2016

F 末梢動脈疾患

2 閉塞性血栓性血管炎 (Buerger 病)

a こんな疾患

　Buerger 病は，図 1 に示すように青壮年の主に四肢の中型動脈に分節的な血栓閉塞性の血管全層炎を生じ動脈閉塞をきたす疾患で，1879 年にオーストリアの医師 Winiwarter による 57 歳男性の特発性脱疽の報告に始まる．そのなかで彼は，本疾患の特徴を切断肢の病理学的検討から「動脈と静脈の炎症性疾患」(endoarteritis obliterans and endophlebitis) と記しているように，動脈閉塞に加えて表在静脈にも炎症をきたし遊走性静脈炎を伴うこともある．1908 年には米国の外科医 Buerger が同様の患者 11 例の切断肢を報告，そのなかで本疾患の病態として血栓と血管炎を認めることから閉塞性血栓性血管炎 (thromboangiitis obliterans) と記し，以後 Buerger 病とも称されるようになった．わが国の患者数は減少傾向ではあるものの依然として約 7,000 人と推定され，確立された治療法のない難治性疾患であることから厚生労働省の実施する難治性疾患克服研究事業の対象 (特定疾患) に指定されている．**受動喫煙を含めほとんどの患者に喫煙歴があり，発症には喫煙が強く関与していると考えられている**．また，特定の HLA (human leukocyte antigen) や歯周病との関連性が疑われているが，本疾患の原因や機序は明らかではない．男女比は 10 対 1 と男性に多いものの，女性の喫煙率上昇とともに女性の増加が指摘されている．**生命予後はわが国では一般人口と差はないとされている**．

1) Buerger 病における血管炎

　Buerger 病の病期は急性期，亜急性期，慢性期に分けられる．外科的に切除された動脈からの病理学的検討では，内弾性板における好中球，リンパ球，巨細胞など炎症細胞の浸潤，内弾性板の波動，内膜線維性肥厚，中膜の肥厚，動脈周囲の線維化や vasa vasorum の発達，血管内腔では炎症細胞浸潤を伴った器質化血栓とその自然再開通所見など多様な病理像が報告されている[1]．免疫組織学的検討では，急性期には内弾性板の内側にリンパ球浸潤を認めることから[2]，血管の炎症が動脈内膜から始まり血栓形成

II 疾患各論 知っておきたい循環器希少疾患・病態

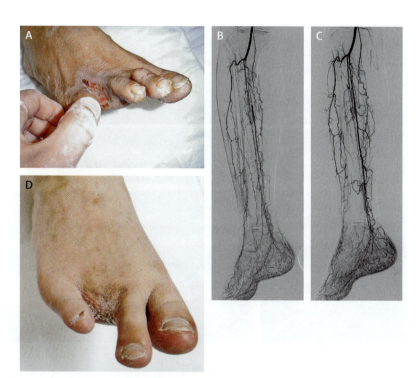

図1 Buerger病患者に対する下肢動脈の血管内治療
A：37歳男性，Buerger病，右第4趾の壊疽により小切断を行ったものの断端が治癒しないために紹介受診.
B：診断造影では重症の下腿動脈閉塞を示した．前脛骨動脈から足背動脈，脛骨動脈は連続的に閉塞，後脛骨動脈近位部と遠位部に閉塞を認めるが，中間部は側副路を介して造影.
C：後脛骨動脈へのガイドワイヤー通過に成功しバルーン拡張を行った．最終造影では後脛骨動脈の良好な拡張を認めた.
D：皮膚灌流圧は25 mmHgから45 mmHgに改善し，3ヵ月後に創部は完治．4年フォローでも症状再燃なく経過.

とともに炎症が全層性に広がると考えられている．筆者の血管内エコーを用いた検討においても，これら病理学的所見を支持する特徴的な所見を認めている（図2）[3]．

2) Buerger病の症状

Buerger病は**下肢動脈に好発**し，虚血症状として**下肢の間欠性跛行や足趾の冷感，安静時疼痛，潰瘍や壊死**をきたす．**上肢動脈**にも発症すると手指の冷感，安静時痛，潰瘍や壊死をきたす[4]．**自覚症状が乏しくても指趾の脱毛や爪の発育不全を認めたり，寒冷曝露時のRaynaud現象や神経障害によるしびれ感を自覚することもある**．遊走性静

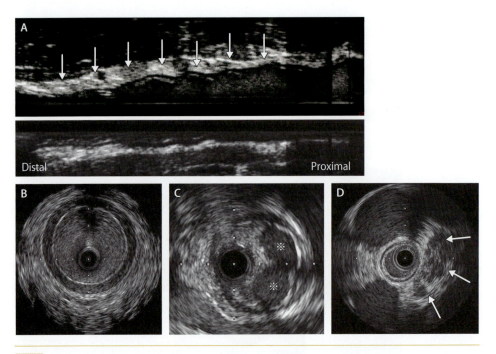

図2 Buerger病における血管内エコー所見
A：血管壁の波動（長軸像）．血管壁が波打つように見える（矢印）．内弾性板の炎症によるものと考えられる．
B：bull's eye appearance（短軸像）．内膜中膜の肥厚が「雄牛の目」「標的」様に見える．
C：lotus root appearance（短軸像）．器質化血栓の自然再開通が「レンコン」様に見える（※）．
D：grape bunch appearance（短軸像）．発達したvasa vasorumが「ブドウの房」様に見える（矢印）．

脈炎を伴う場合には，皮下の静脈に沿って有痛性の発赤，硬結を呈する．

　痛み，潰瘍や壊死の原因として虚血以外に，細菌感染，静脈うっ滞，足変形やそれに伴う外部からの圧迫，胼胝・鶏眼などが関与していることがある．創部の細菌感染によっても痛みが増強し，膿形成や悪臭を伴うことがある．静脈うっ滞を伴う場合には色素沈着を認める．

b 診断の考え方とポイント

　Olinや塩野谷の診断基準が報告されているが[5,6]，ここでは厚生労働省のBuerger病の診断基準を表1に示す．

　Buerger病の診断は，**まず除外診断から始まる．動脈硬化性や他の非動脈硬化性疾患の鑑別が重要**である．表1に挙がっている鑑別疾患以外の血管炎や血栓症（抗リン脂

Ⅱ　疾患各論　知っておきたい循環器希少疾患・病態

表1 Buerger 病の診断基準（厚生労働省）

Definite 1：本症発症時，以下の①〜⑤を満たし，鑑別診断で他疾患がすべて除外できる
Definite 2：本症発症時，以下の①⑤または③④いずれかの計3項目以上を満たし，鑑別診断で他疾患がすべて除外できる
①50歳未満の発症
②喫煙歴を有する
③膝窩動脈以下の閉塞がある
④動脈閉塞がある．または遊走性静脈炎の既往がある
⑤高血圧症，高脂血症，糖尿病を合併しない

鑑別診断：
1. 閉塞性動脈硬化症
2. 外傷性動脈血栓症
3. 膝窩動脈捕捉症候群
4. 膝窩動脈外膜嚢腫
5. 全身性エリテマトーデス
6. 強皮症
7. 血管 Behçet 病
8. 胸郭出口症候群
9. 心房細動

女性例，非喫煙者では鑑別診断を厳密に行う．

質抗体症候群や，血小板増多症を含む骨髄増殖性疾患など），振動障害，薬物（エルゴタミンや大麻，覚せい剤）によるスパスム，感染症や腫瘍随伴症候群などでも，Buerger 病と類似の症状や末梢動脈閉塞所見を認め得ることを認識して病歴聴取や検査を行う必要がある[4]．

　動脈造影所見としてコークスクリュー様血管病変が広く知られているが，これらの所見は必ずしも Buerger 病に特徴的なものではない[3,4]．筆者が報告したように，コークスクリュー様血管病変は側副血行路だけではなく，本来の固有動脈においても動脈壁不整と壁在血栓によってコークスクリュー様に見えることを知っておく必要がある（図3）[3]．

C　治療はどうする？

　動脈虚血，感染，静脈うっ滞，足変形，外部からの圧迫，胼胝・鶏眼の関与など複雑な病態を示すことがあることから，安易に虚血症状と決めつけず，各患者の病態を把握し治療方針を決定する．動脈硬化による重症虚血肢と同様に，足部や手の皮膚灌流圧（skin perfusion pressure：SPP）40〜50 mmHg 以下であれば重症虚血肢であり，血流改善を考慮する必要がある．SPP 40〜50 mmHg 以上であれば，たとえ画像上の動

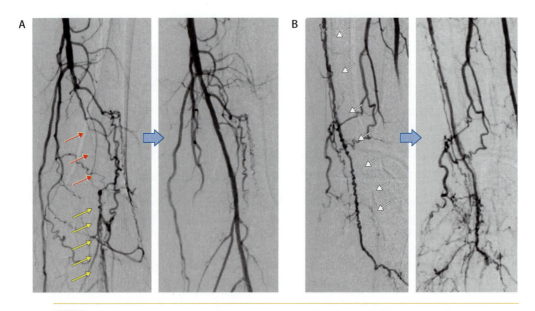

図3 Buerger 病における固有動脈のコークスクリュー様血管病変
A：左大腿膝窩動脈．浅大腿動脈遠位部から膝窩動脈の閉塞（ ➡ ）を認め，その末梢にコークスクリュー様血管病変（ ⇒ ）を認める．コークスクリュー様血管病変は側副血行路ではなく固有動脈であったため，バルーン治療にて血行再建を行った．
B：左尺骨動脈から手掌動脈．尺骨動脈から手掌動脈にコークスクリュー様血管病変（ ⇒ ）を認める．コークスクリュー様血管病変は側副血行路ではなく固有動脈であったためバルーン治療にて血行再建を行った．

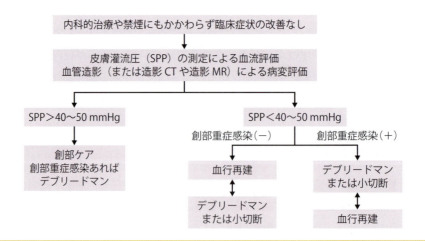

図4 重症虚血肢を呈する Buerger 病患者に対する治療戦略

（文献3を参考に作成）

Ⅱ　疾患各論　知っておきたい循環器希少疾患・病態

脈閉塞を認めても症状の原因として虚血以外の関与も十分考えられるために，感染コントロールや創部ケア，デブリードマンなどの集学的治療を優先する．禁煙や既存の内科的治療でも依然として SPP 40〜50 mmHg 未満であり，集学的治療でも安静時疼痛や創部の改善が乏しい場合には血行再建を考慮する（図4）[3]．

1）血流改善のための治療

虚血症状の増悪に喫煙が強く関与しており，**進行予防のためにまず受動喫煙を含めて禁煙が重要**である．同時に抗血小板薬や血管拡張薬などによる内科的治療を行う[5]．内科的治療にもかかわらず重症虚血症状の改善が得られない場合には，血行再建が考慮される．病変の末梢側に吻合可能な部位が残されている場合にはバイパス手術も選択肢になり得る．しかしながら，多くの場合は下腿から足関節末梢にかけて連続する閉塞性病変を合併しており run-off が不良であること，スパスムや急性閉塞が起こりやすいこと，バイパスグラフトに使用する伏在静脈にも潜在的に病変を有することなどの理由から，バイパス手術が行われることは現実的には極めて少ない．

2）新たな血行再建選択肢としての血管内治療

血管内再開通手技の向上，ガイドワイヤーやバルーンカテーテルなどのデバイスの開発によって，Buerger 病に対しても**血管内治療という新たな選択肢**を提示できつつある．筆者は，2007 年に Buerger 病患者の下腿動脈に対する血管内治療を行い，その後大腿膝窩から下腿動脈にかけての長区域閉塞性病変やバイパス閉塞，前腕から手の動脈の閉塞性病変に対して血管内治療を行い救肢に成功した症例を報告している[7-9]．最近では，下肢の重症虚血肢から上肢の重症虚血肢や高度跛行症例まで適応を拡大し，25 肢（重症虚血肢 60％，跛行 40％）20 患者に対して血管内治療を行い，手技成功率は 96％（24 肢），手技成功後は全例で症状の改善や組織欠損の完治，救肢が得られた．初回治療後の再治療回避率は 6 ヵ月で 81.9％，12 ヵ月で 71.7％であった[3]（図1）．海外からも血管内治療の有用性に関する報告がなされており[10, 11]，今後さらに手技の工夫やニューデバイスの登場とともに，再治療率の低下，血管内治療成績の向上を期待したい．

3）創部の細菌感染や静脈うっ滞に対する治療，集学的治療

Buerger 病は単なる血管病ではなく，集学的治療が必要である．創部の細菌感染を伴う場合には創部培養と抗菌薬投与を行う．病状に応じて排膿やデブリードマン，さらに骨髄炎を合併している場合には小切断も検討する．静脈うっ滞性潰瘍の場合には，患肢挙上や圧迫療法を考慮する．また，足変形や外部からの圧迫，胼胝・鶏眼の有無も評

F
末梢動脈疾患

2
閉塞性血栓性血管炎（Buerger 病）

価し，免荷装具の作成や創傷ケアを行う．下肢筋肉の萎縮予防や歩行機能の温存のために リハビリテーションも行う．

d ケアはどうする？

難病医療費助成申請のために新規または更新で提出する臨床調査個人票では，**重症度 3 度以上が公費対象**とされている．重症度分類については，適切な医学的管理下で治療が行われている状態であって，直近 6 ヵ月間で最も悪い状態を医師が判断することとされている．

◇文献

1) Tanaka K: Pathology and pathogenesis of Buerger's disease. Int J Cardiol **66** (Suppl 1)：S237-S242, 1998
2) Kobayashi M et al: Endarteritis obliterans in the pathogenesis of Buerger's disease from the pathological and immunohistochemical points of view. Circ J **78**: 2819-2826, 2014
3) Kawarada O et al: Endovascular Therapy Outcomes and Intravascular Ultrasound Findings in Thromboangiitis Obliterans(Buerger's Disease). J Endovasc Ther **24**: 504-515, 2017
4) Kawarada O: Nonatherosclerotic peripheral artery disease. IntechOpen, DOI: 10.5772/67180, 2017
5) Olin JW: Thromboangiitis obliterans(Buerger's disease). N Engl J Med **343**: 864-869, 2000
6) Shionoya S: Buerger's disease: diagnosis and management. Cardiovasc Surg **1**: 207-214, 1993
7) Kawarada O et al: Subintimal angioplasty of lengthy femorotibial total occlusion in Buerger's disease. J Endovasc Ther **20**: 578-581, 2013
8) Kawarada O et al: Endovascular recanalization of failed distal bypass in Buerger's disease. Cardiovasc Interv Ther **29**: 266-269, 2014
9) Kawarada O et al: Below-the-elbow intervention for Buerger's disease. Cardiovasc Interv Ther **30**: 385-389, 2015
10) Graziani L et al: Clinical outcome after extended endovascular recanalization in Buerger's disease in 20 consecutive cases. Ann Vasc Surg **26**: 387-395, 2012
11) Modaghegh MS, Hafezi S: Endovascular Treatment of Thromboangiitis Obliterans (Buerger's Disease). Vasc Endovascular Surg **52**: 124-130, 2018

G 静脈・リンパ管疾患

1 上大静脈症候群

a こんな疾患

　上大静脈症候群（superior vena cava syndrome：SVCS）は，上大静脈の狭窄や閉塞によって顔面や頸部，上肢に浮腫をきたすもので，**原因としては悪性腫瘍によるものが多くを占める**．しかし，近年は悪性腫瘍以外によるものが 20〜40％を占めるとの報告[1,2]もあり，なかでも CV カテーテルや CV ポート，透析用カテーテル，さらに頻度は少ないもののペースメーカリードなど**植込みデバイス関連の SVCS が増加している**[3]．

　悪性腫瘍が原因の場合は肺がんと悪性リンパ腫が多く，これら 2 つで悪性腫瘍関連の SVCS のうち 95％を占めている[1]．原発性肺がん全体のうち SVCS をきたす頻度は 2〜4％[4]で，組織型では肺小細胞がんが最も多い．これは肺小細胞がんの進行が速く，かつ肺門部付近に多いことが影響している．悪性リンパ腫ではびまん性大細胞型リンパ腫やリンパ芽球性リンパ腫に多くみられる．他に胸腺腫などの縦隔腫瘍や胚細胞腫，悪性中皮腫，さらに乳がんなどの縦隔リンパ節転移などで SVCS をきたし得る．

　悪性腫瘍以外が原因の場合，かつては結核や梅毒性胸部大動脈瘤などの感染症が多かったとされるが，前述の通り最近では植込みデバイス関連の SVCS が増加している．

　機序としては悪性腫瘍が原因の場合，腫瘍自体やリンパ節転移による圧迫だけでなく腫瘍の直接浸潤により上大静脈の狭窄や閉塞をきたす．また，二次的に血栓形成をきたし，上大静脈だけでなく鎖骨下静脈や内頸静脈など広範囲に血栓閉塞をきたすこともある．悪性腫瘍以外が原因の場合は，カテーテルやリードによる内膜損傷や感染などの炎症が上大静脈での血栓形成や血管壁の線維化を引き起こして狭窄や閉塞の原因となり，また形成された血栓により肺血栓塞栓症を引き起こすこともある．

b 診断の考え方とポイント

　すでに肺がんなどの診断がついている場合は疑うことが比較的容易だが，悪性腫瘍以外が原因の場合は**鑑別疾患に挙げておかないと，診断に苦慮する場合がある**．

1）症状

　上大静脈の狭窄や閉塞をきたすまでの時間経過や閉塞範囲，側副血行路の発達により幅があるが，最も頻度の高い症状は呼吸困難感である．SVCS に**特徴的な症状として顔面や頸部，上肢の浮腫のほかに，咳嗽や胸痛，嚥下困難などをきたす**．また，静脈閉塞による還流障害から頭蓋内圧の上昇をきたすため，臥位や頭部前屈で増強する頭重感を訴えたり，悪化すると意識障害や痙攣をきたす場合もある．

　多くは数週間の経過で症状が出現するが，血栓形成などで上大静脈の閉塞が急速に進行した場合は側副血行路の発達が追い付かず，気管や喉頭の浮腫をきたし，呼吸困難感の増悪とともにストライダー，咳嗽，嗄声，嚥下困難が比較的急速に出現する．

2）身体所見

　身体所見では，顔面や頸部，上肢の浮腫がみられる．他に頸部や胸壁の表在静脈の拡張やチアノーゼ，顔面紅潮をきたし得る．

3）検査

a）胸部 X 線

　悪性腫瘍が原因の場合，ほとんどの症例で胸部 X 線に縦隔の拡大や胸水など，何らかの異常所見を認める．

b）エコー

　エコーでは直接に上大静脈を観察することはできないが，鎖骨下静脈や腋窩静脈，頸静脈などで静脈拍動や呼吸性変動の消失から SVCS を疑うことができる．また，血栓の進展範囲を把握するなどスクリーニングとして有用である．

c）造影 CT，MRI

　造影 CT は原因疾患の検索や病変の範囲や血栓の進展の把握に有用で，最も情報量が多い．しかしヨード造影剤が必要であるため，アレルギーや腎機能が悪くヨード造影剤を使用できない場合は非造影 MR venography も有用である．

d）静脈造影

　両側上肢からの静脈造影は閉塞範囲や側副血行路の血行動態を把握するのに有用であり，Stanford と Doty の分類[5] を基に治療方針の決定に用いられることもある．実際に施行する際は上肢の腫脹によりルートの確保に難渋することがある．

c 治療はどうする？

　SVCS に対して経験的に利尿薬やステロイドの投与が行われるが，有効性が検証され

たものはなく，原因疾患に対する介入が重要である．また，臥位では呼吸困難感が増悪し，気道や喉頭浮腫の悪化や頭蓋内圧の上昇をきたすことから，これを抑えるために酸素吸入や頭部挙上は有効である．また，画像上病変部に血栓を認める場合は，血栓の進展を抑えるために抗凝固療法を考慮すべきだが，特に肺がんなどでは血痰や喀血などで抗凝固療法が継続できない場合も生じる．

1）悪性腫瘍が原因の場合

Oncologic emergency として速やかに放射線治療が必要とされたが，症状が数週間かけて出現することが多く，実際のところ緊急対応が必要になることはほとんどない．悪性腫瘍が原因で組織型が判明しており，感受性があれば最初に化学療法や放射線治療を考慮する．組織型が判明していない場合は，その把握を優先すべきである．しかし，**腫瘍の増大が速い場合や血栓閉塞が加わると，気管や喉頭浮腫を起こして呼吸不全に至る場合がある**．このような場合は迅速な対処が必要で，**速やかに症状改善を得るために静脈ステント留置を検討すべきである**（図 1）．

静脈ステントは，1986 年に Charnsangavej らから最初に報告[6]されて以降，手術不能な進行悪性腫瘍でも低侵襲で QOL の改善に有用との報告は多い．しかし，静脈ステント留置後の生存期間が 6 ヵ月程度と短いこともあり，前向きの評価がなされず標準治療として位置づけされてこなかった．静脈ステントの利点として，速やかに症状や QOL の改善を図れるだけでなく，全身状態を改善したうえで組織型の把握のための侵襲的検査や化学療法，放射線治療を行える点が挙げられる．治療成績は海外およびわが国でも手技成功率が 95〜100％，一次開存率は 84.3〜92％とほぼ安定している[7-9]．なお，わが国において現時点では薬機法で承認されている静脈ステントはないが，承認に向けての準備が進められている．

2）悪性腫瘍以外が原因の場合

血栓が関与する場合は抗凝固療法が基本となる．さらに経カテーテル血栓溶解療法（catheter directed thrombolysis：CDT）やバルーン拡張，ステント留置などの血管内治療を考慮する．

CV カテーテルなどのデバイスが関与している場合は可能なかぎり抜去したほうがよい．炎症などにより静脈狭窄をきたしている場合は静脈ステント留置やバイパス術を考慮する．

なお，抗凝固療法を行う期間については一定の見解がないが，米国胸部医学会（American College of Chest Physicians：ACCP）のガイドライン[10]では，上肢の深部静脈血栓症を発症した場合はカテーテルが留置されているかぎり抗凝固療法を継続

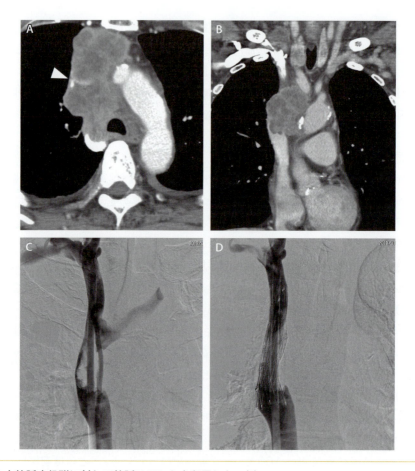

図1 上大静脈症候群に対して静脈ステントを留置した一例
80歳代男性，肺腺癌．右大腿静脈から14 Frロングシースを上大静脈を越えて挿入し，Spiral-Z® ステント（テーパー型14/20 mm，8 cm）を留置．後拡張なしで終了．翌日には顔面浮腫の著明な改善を認めた．術後は抗凝固療法なしで，症状の再燃なく4ヵ月後に死亡した．
A：軸位断像（矢頭は圧排された上大静脈を示す），B：前額断像，C：静脈ステント留置前，D：留置後
注：現在Spiral-Z®ステントは市販されていない．

することを推奨しており，考慮すべきであろう．また，静脈ステント留置後の抗凝固療法に関しても一定の見解はないが，留置後の数ヵ月から半年間の抗凝固療法が行われていることが多い[11]．一方で抗凝固療法の有無で長期開存率に差がなかったとの報告[12]もある．

d ケアはどうする？

　SVCS は原因にかかわらず患者の QOL を著しく低下させ，時に迅速な対応が必要となるものである．有効な保存療法がなく，さらに原疾患の治療ができないのであれば静脈ステントは有力な治療選択肢となる．現在のところ，わが国でも静脈ステントの承認に向けての準備が進められており，導入が期待される．しかし承認された場合でも，抗凝固療法を含めた実際の施行については技術的に難しい場合があり，また合併症も少なからず発生する処置であるため，施設基準や術者要件の遵守に加え，この治療に精通した IVR 医と連携するなど慎重な姿勢が必要である．

◇文献

1) Rice TW et al: The superior vena cava syndrome: clinical characteristics and evolving etiology. Medicine (Baltimore) **85**: 37-42, 2006
2) Chee CE et al: Superior vena cava syndrome: an increasingly frequent complication of cardiac procedures. Nat Clin Pract Cardiovasc Med **4**: 226-230, 2007
3) Sfyroeras GS et al: A Review of Open and Endovascular Treatment of Superior Vena Cava Syndrome of Benign Aetiology. Eur J Vasc Endovasc Surg **53**: 238-254, 2017
4) Rowell NP et al: Steroids, radiotherapy, chemotherapy and stents for superior vena caval obstruction in carcinoma of the bronchus: a systematic review. Clin Oncol (R Coll Radiol) **14**: 338-351, 2002
5) Stanford W, Doty DB: The role of venography and surgery in the management of patients with superior vena cava obstruction. Ann Thorac Surg **41**: 158-163, 1986
6) Charnsangavej C et al: Stenosis of the vena cava: preliminary assessment of treatment with expandable metallic stents. Radiology **161**: 295-298, 1986
7) 永田剛史ほか：上大静脈症候群に対するステント治療．IVR 会誌 **25**: 144-149，2010
8) Fagedet D et al: Endovascular treatment of malignant superior vena cava syndrome: results and predictive factors of clinical efficacy. Cardiovasc Intervent Radiol **36**: 140-149, 2013
9) Takeuchi Y et al: Evaluation of stent placement for vena cava syndrome: phase II trial and phase III randomized controlled trial. Support Care Cancer **27**: 1081-1088, 2019
10) Kvale PA et al: Palliative care in lung cancer: ACCP evidence-based clinical practice guidelines (2 nd edition). Chest **132** (3 Suppl): 368 S-403 S, 2007
11) Kalra M et al: Endovenous and Operative Treatment of Superior Vena Cava Syndrome. Surg Clin North Am **98**: 321-335, 2018
12) Gaines PA et al: Superior vena caval obstruction managed by the Gianturco Z stent. Clin Radiol **49**: 202-208, 1994

G 静脈・リンパ管疾患

2 リンパ管炎・リンパ浮腫

a こんな疾患

　リンパ管炎は，外傷などで体内に侵入した病原体がリンパ管に取り込まれ，そこで炎症を起こしたものである．皮膚表面にリンパ管に沿った赤い線状の発赤が認められ，周囲の浮腫と熱感，圧痛，リンパ節の腫脹を伴う．リンパ管炎によってリンパ管の収縮，閉塞，瘢痕化などが起こるとリンパ浮腫の原因となる．

　リンパ浮腫は，本来リンパ管に回収され還流すべき体液が，何らかの理由でうっ滞して，間質に貯留し浮腫をきたした状態である．貯留する体液はアルブミンをはじめとする蛋白質を高濃度に含む点で，単なる水分の貯留による浮腫とは区別して考える必要がある．

1) 病態・分類

　リンパ管炎の多くは細菌感染症で，溶血性連鎖球菌が原因となることが多く，抗菌薬によく反応する[1]．しかし，ウイルスや真菌感染に伴う非細菌性のリンパ管炎も存在するため注意を要する[2]．足白癬に伴うびらんから病原体が侵入することがあるため，日常のスキンケアで二次感染を予防することが重要である．リンパ管炎によるリンパ管の閉塞はリンパ浮腫の原因や増悪因子となることがあり，またリンパ浮腫患者は高頻度にリンパ管炎を繰り返す．

　リンパ浮腫は原発性（一次性）と続発性（二次性）に分類され，さらに原発性は明らかな誘因のないもの（特発性）と遺伝子異常などに伴うもの（先天性）に分けられる．一方，続発性リンパ浮腫の原因としては，がん治療に伴うリンパ節郭清や放射線治療，外傷，リンパ管・リンパ節炎，フィラリア症に続発するもの，悪性腫瘍のリンパ節転移などがある．全世界的にはフィラリア症による続発性リンパ浮腫が多いが，わが国ではがん治療（リンパ節郭清，放射線照射）に伴う続発性リンパ浮腫が大半を占めている．

　リンパ浮腫は，無治療の場合には年単位で徐々に進行することが知られている．リンパ浮腫の病期は国際リンパ学会（International Society of Lymphology：ISL）によるものが広く用いられる（表1）．初期には臨床的な浮腫はほとんど認められないが，造

Ⅱ　疾患各論　知っておきたい循環器希少疾患・病態

表1 リンパ浮腫の病期分類（ISL 分類）

0 期	リンパ液輸送が障害されているが，浮腫が明らかでない潜在性または無症候性の病態
I 期	比較的蛋白成分が多い組織間液が貯留しているが，まだ初期であり，四肢を挙げることにより治まる．圧痕がみられることもある
II 期前期	四肢の挙上だけではほとんど組織の腫脹が改善しなくなり，圧痕がはっきりする
II 期後期	組織の線維化がみられ，圧痕がみられなくなる
III 期	圧痕がみられないリンパ液うっ滞性象皮症のほか，アカントーシス（表皮肥厚），脂肪沈着などの皮膚変化がみられるようになる

ISL：国際リンパ学会

影検査などでリンパ管を描出すると閉塞や迂回路が明らかとなる時期がある（**潜在性リンパ浮腫**）．浮腫が認められるようになる当初は，組織間液の貯留は認めるものの四肢を挙上することによって改善し，この時期には圧痕が認められることがある（**可逆性リンパ浮腫**）．症状の進行に伴って四肢の挙上や圧迫によっても改善しなくなり，徐々に皮膚・皮下組織の線維化をきたし非圧痕性の浮腫となる（**非可逆性リンパ浮腫**）．さらに進行すると，過角化から皮膚表面がザラザラした質感を呈し象皮症様の皮膚を呈したり，関節の可動域が制限され歩行に支障をきたしたりする．リンパ漏が持続して継続的な処置が必要になることもあり，患者の生活の質は著しく低下する．また，まれではあるが，慢性化したリンパ浮腫を発生母地として予後不良な脈管肉腫が生じることがあり，Stewart-Treves 症候群と呼ばれる．

　リンパ浮腫と診断されずに原因不明の浮腫とされ，無治療のまま放置されると徐々に症状が進行する．**なるべく早期に診断・介入を行い，症状進行を食い止める必要がある**．

2）疫学

　原発性リンパ浮腫の頻度は 20 歳未満の人口 10 万人に対して 1.15 人と非常にまれである[3]．原発性リンパ浮腫に関連する遺伝子として *FOXC2*（リンパ浮腫・睫毛重生症候群），*VEGFR-3*（Milroy 病），*SOX18*（貧毛・乏毛・リンパ浮腫・毛細血管拡張症候群）などが知られている．家族性に発症が認められる場合には遺伝子スクリーニング検査やカウンセリングの対象となる．

　続発性リンパ浮腫については，わが国に約 10 万人，全世界では約 2 億人の患者が存在すると言われている．さらに，乳がんや子宮がん，前立腺がんなどリンパ浮腫の原因となりやすい悪性腫瘍の外科手術は国内で年間約 10 万件行われており，その約 10%にリンパ浮腫が発生すると考えられるため，続発性リンパ浮腫の患者数は膨大である．リンパ浮腫に対する社会的関心は高まりつつあり，早期に介入して発症を予防する仕組みが整備されつつある．

b 診断の考え方とポイント

ある程度進行したリンパ浮腫の場合，病歴の聴取（発症の時期，急激な発症かどうか，初発部位と拡大の様式，発症の誘因の有無，家族歴の有無など）と特徴的な身体所見（表2，図1）によって概ね診断が可能であるが，診断確定のためには次に挙げるような検査でリンパがうっ滞していることを証明する必要がある．また，発症初期のリンパ浮腫の診断は困難なことがあるが，同様にリンパのうっ滞を証明すること，表3に挙げるような他の原因による浮腫を除外することが重要である．

表2 進行性リンパ浮腫でみられる皮膚所見

- 乾燥
- 色素沈着
- 脆弱性
- 発赤，蒼白，チアノーゼ
- 局所的熱感，冷感
- 皮膚炎
- 蜂窩織炎，丹毒
- 真菌などの感染
- 過角化
- リンパ管拡張
- リンパ漏
- 乳頭腫症
- 瘢痕，創傷と潰瘍
- 硬化
- 橙皮様皮膚
- 深い皺襞
- Stemmer sign（組織硬化により皮膚がつまみにくくなること）

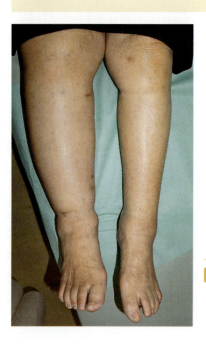

図1 下肢リンパ浮腫の肉眼所見
右下肢続発性リンパ浮腫（ISL 分類Ⅱ期後期）．下腿の浮腫と比較して足背部の浮腫は軽度であり，全体的に透光性がなく硬い非圧痕性の浮腫である．

Ⅱ 疾患各論　知っておきたい循環器希少疾患・病態

表3　リンパ浮腫の鑑別診断

片側性の浮腫	両側性の浮腫
● 急性深部静脈血栓症 ● 静脈血栓症後遺症 ● 関節炎 ● がんの存在または再発	● うっ血性心不全 ● 慢性静脈機能不全症 ● 廃用性浮腫，うっ血性浮腫 ● 肝機能障害 ● 腎機能障害 ● 低蛋白血症 ● 甲状腺機能低下症，粘液水腫 ● 薬剤の副作用 ● 脂肪性浮腫

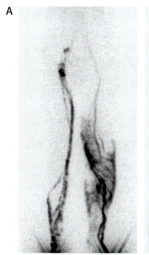
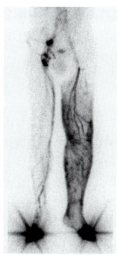
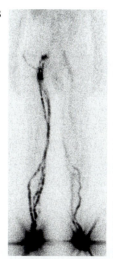
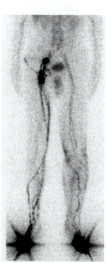

A　　　　　　　　　　　　　　　　B

注射5分後　　　60分後　　　　　注射5分後　　　60分後

図2　リンパ浮腫のリンパシンチグラフィー所見
　A：術前，B：術後．左下肢原発性リンパ浮腫患者（男性）に対し，リンパ管細静脈吻合術前後でリンパシンチグラフィーを撮影した．術後は左膝周囲のリンパのうっ滞が改善している．

1）リンパシンチグラフィー

　リンパシンチグラフィーはリンパ浮腫の確定診断を得るために最も有用で，ISLでも推奨される診断法である．確定診断を得る目的に加え，手術療法の適応判断や術後評価にも使用されている（図2）．健常者の場合，指（趾）間部などへ注射した放射性同位体は末梢のリンパ管から集合リンパ管に流入し，太い皮静脈に沿ってほぼ直線状に上行し，鼠径部や腋窩のリンパ節に流入する様子が観察される．一方，リンパ浮腫の患者に

おいては，リンパ管が蛇行していたり，複数の迂回路を形成していたり，また弁の機能不全を反映して真皮組織へ逆流して停滞したり（dermal backflow）といった所見が観察される（図2）．リンパシンチグラフィーによって全体的なリンパ管機能の評価が可能であり，またヨードアレルギーのある患者にも施行可能という利点があるが，画像解像度が低いため手術を前提とした詳細な評価には適さない，検査時間が長いなどの欠点がある．

2）リンパ管蛍光造影

インドシアニングリーン（ICG；ジアグノグリーン®）を近赤外カメラ（Photodynamic Eye：PDE®）で観察するリンパ管蛍光造影検査がよく用いられる．指（趾）間部などの皮下へ投与した ICG はリンパ管へ流入し還流する様子がリアルタイムに観察される．1本1本のリンパ管の描出が可能であるため，手術の計画を立てたり，術後評価を行ったりするためにも使用できるが，深部のリンパ管は描出されないこと，ヨードアレルギーの患者には使用できないことなどの欠点がある．

3）CT

造影 CT を用いた検査もよく行われるが，本検査の主な目的はリンパ管自体の描出ではなく，静脈の拡張や深部静脈血栓症の有無，リンパ節腫脹や腫瘍の検索を行うことにより，浮腫の原因となる他の疾患を除外することである．もちろん，皮下組織の肥厚や脂肪輝度の上昇などリンパ浮腫を示唆する所見がある場合には診断の一助となり得る．

4）その他

上記の検査のほか，超音波，MRI などが行われることがある．超音波検査は簡便で非侵襲的であり，皮下の水分貯留を比較的早期から描出することができるが，リンパ浮腫以外の浮腫との鑑別は困難であること，またリンパ管自体の観察は困難であることなどの欠点がある．また，Gd-DTPA を用いた MRI によるリンパ管造影検査（MR lymphography）も行われることがあるが，時間やコストの割に得られる情報は限定的である．また，光超音波イメージング装置を用いたリンパ管の描出なども臨床研究段階で行われており，今後の発展が期待される．

リンパ浮腫治療の主体は後述の圧迫療法であるが，**末梢動脈病変が併存して四肢の血流が低下している場合には圧迫によって阻血をきたす可能性がある**ため，足関節/上腕血圧比（ankle brachial index：ABI）を測定して血流が保たれていることを確認する必要がある．通常の圧迫療法を行うためには ABI が 0.8 以上なければならない．

Ⅱ　疾患各論　知っておきたい循環器希少疾患・病態

C 治療はどうする？

　リンパ浮腫は発症すると根治に至るケースが少ないため，慢性疾患と捉えて根気強く良い状態を保持し，合併症のリスクを最小限にするという心構えが重要である．理学療法や手術などを含めた複合的治療を継続し，定期的に経過観察を行う．浮腫の状態とその重症度に加え，患者のライフスタイルや理解力，経済状態など種々の要因を考慮し，個々の患者に合った治療法を選択する必要がある．

1）圧迫療法

a）弾性着衣

　ISL分類Ⅰ期やⅡ期前期の患者に適している．着衣の圧力は原則として30mmHg以上だが，患者の状態やコンプライアンスを勘案して適宜変更する必要がある．装着開始後は約4週間後に評価し，効果が得られた場合は以後3〜6ヵ月間隔で継続的に評価する．弾性着衣は経時的に圧力が低下してくるため，6ヵ月以上着用したものは交換する必要がある．

b）多層包帯法（multi-layer lymphedema bandaging：MLLB）

　浮腫が進行し四肢の形状に凹凸がある患者や，腫脹が著明で市販の弾性着衣装着が困難なISL分類Ⅱ期後期以上の患者に適している．多層包帯法は操作が煩雑であり，関節可動域が制限され，また夏季は蒸れて不快感が強いことなどから患者のQOLは著しく損なわれるが，短期で改善が期待できるなどの利点もあるため，患者や家族がその利点と欠点について理解ができている場合には積極的に行う価値がある[4,5]．

2）運動療法

　弾性着衣や弾性包帯による圧迫下に運動を行うことにより，筋ポンプ作用によるリンパドレナージが期待できると考えられている．さらに，関節運動を伴うプログラムは関節可動域の改善や廃用の予防につながるため非常に有用である．

　入院治療中は浮腫の改善が得られていた患者が，退院後に増悪するケースは多い．立ち仕事中もなるべく運動を心がけること，座位ではなるべく患肢を挙上することなど，生活習慣の変化で症状が著明に改善することがあるため，治療に対する患者・家族の意識を高めることが重要である．

G
静脈・リンパ
管疾患

2

リンパ管炎・リンパ浮腫

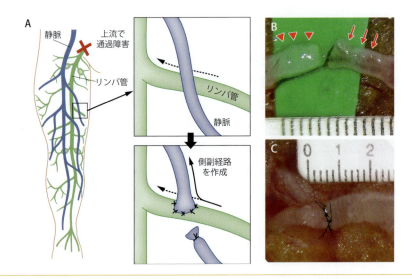

図3　リンパ管細静脈吻合術
A：手術の概念図．B：吻合前．C：吻合後．予め ICG 蛍光造影で同定したリンパ管を剖出し，太さ約 0.4 mm のリンパ管（矢頭）と細静脈（矢印）を吻合した．

3）手術療法

　リンパ浮腫に対する手術療法は，肥大化した皮膚や軟部組織を姑息的に切除して減量する切除術や脂肪吸引術（ablative procedure）と，リンパの流れを回復させることにより状態の改善を図る再建術（reconstructive procedure）とに大別される．

　切除術として，歴史的には皮膚と皮下組織を深筋膜のレベルで切除して植皮を行う Charles 手術が知られ，最近では脂肪吸引術が行われることもある[6]．これらは確実に組織の減量が可能である一方で，残存するリンパ管機能を破壊する可能性があるため慎重に適応を判断する必要があると考えられる．リンパの流れを再建する方法としてはリンパ管細静脈吻合術（lymphatico-venular anastomosis：LVA）（図3）[7] やリンパ組織を血管柄付きで採取して移植するリンパ組織移植術などが行われている[8]．

d　ケアはどうする？

　2008年度より，リンパ浮腫発症の可能性の高い手術を受ける患者に対するセルフケア指導が保険適用となり，さらに浮腫の悪化防止目的で使用する圧迫衣が医療費給付の対象となっている．さらに2016年度からは，一定のがん手術を受けリンパ浮腫を発症した患者が，施設基準を満たしている施設にて保険適用内のリンパ浮腫治療を受ける

ことができる「リンパ浮腫複合的治療料」も算定されるようになり，リンパ浮腫のケアや複合的治療の重要性が社会的に認知されつつある．

　セルフケアで最も重要なのは感染症（蜂窩織炎，リンパ管炎）と肥満の予防・改善である．感染症はリンパ浮腫を増悪させるばかりでなく，リスクのある肢に新たにリンパ浮腫を誘発するきっかけとなり得るので注意が必要である．また，肥満がリンパ浮腫の危険因子であることは複数の研究で明確に示されているため[9,10]，患者とも情報を共有しケアに努める必要がある．

◆文献

1) 廣田彰男，船木直也：リンパ管炎．治療 **78**（増刊）：690-692，1996
2) Cohen BE et al: Nonbacterial causes of lymphangitis with streaking. J Am Board Fam Med **29**: 808-812, 2016
3) Damstra RJ, Mortimer PS: Diagnosis and therapy in children with lymphoedema. Phlebology **23**: 276-286, 2008
4) Badger CM et al: A randomized, controlled, parallel-group clinical trial comparing multilayer bandaging followed by hosiery versus hosiery alone in the treatment of patients with lymphedema of the limb. Cancer **88**: 2832-2837, 2000
5) King M et al: Compression garments versus compression bandaging in decongestive lymphatic therapy for breast cancer-related lymphedema: a randomized controlled trial. Support Care Cancer **20**: 1031-1036, 2012
6) Brorson H, Svensson H: Liposuction combined with controlled compression therapy reduces arm lymphedema more effectively than controlled compression therapy alone. Plast Reconstr Surg **102**: 1058-1067, 1998
7) O'Brien BM et al: Microlymphaticovenous anastomoses for obstructive lymphedema. Plast Reconstr Surg **60**: 197-211, 1977
8) Becker C et al: Postmastectomy lymphedema: long-term results following microsurgical lymph node transplantation. Ann Surg **243**: 313-315, 2006
9) Kwan ML et al: Risk factors of lymphedema in a prospective breast cancer survivorship study; the Pathways Study. Arch Surg **145**: 1055-1063, 2010
10) Johansson K et al: Factors associated with the development of arm lymphedema following breast cancer treatment: a match pair case-control study. Lymphology **35**: 59-71, 2002

H その他

1 脚気心

a こんな疾患

脚気（beriberi；シンハリ語で"弱い"という意味）とはビタミン B_1（チアミン）欠乏を原因とする代謝疾患である．その病態としては，**①高拍出性心不全を主徴とするwet beriberi，②末梢神経炎を主徴とするdry beriberi，③意識障害・運動失調・外眼筋麻痺を3徴とするWernicke脳症の3つに分類**され，時にそれら症状は複合的に表出する．最も重篤な病態は，衝心脚気（shoshin beriberi）と呼ばれ，**急速な心拍出量の低下を伴う心原性ショックならびに代謝性アシドーシス**をきたし，時に致命的な経過をたどる．

わが国においては精米された白米を食べる習慣が定着した江戸時代から昭和初期にかけて大流行し，年間1万人以上の死者を出した．海軍軍医の高木兼寛による兵食改革（洋食・麦飯の導入）を経て，1910年代に**ビタミン B_1 不足**が原因と判明した．この病因解明を皮切りに，食生活の改善も相まって脚気患者は大きく減少し，今日ではほとんどみられなくなったが，1970年代後半にインスタント食品などの偏食が引き金になり，発症した例も報告されている[1]．

1）ビタミン B_1 の生理作用

ビタミン B_1 は空腸から吸収され，その約80％が赤血球に貯蔵される．ビタミン B_1 の体内半減期は10〜14日間であり，体内では合成されず貯蔵量30 mgとわずかであるため，日々の最低必要量は1,000 kcalあたり0.5 mg程度とされている．一般的に，**臨床症状をきたすには3ヵ月以上のビタミン B_1 欠乏状態を要する**と言われている[2,3]．

吸収されたビタミン B_1 は，生体内でただちにリン酸化され，チアミンピロリン酸（thiamine pyrophosphate：TPP）となる．TPPはピルビン酸脱水素酵素，α-ケトグルタル酸脱水素酵素，トランスケトラーゼの補酵素として働き，糖質代謝のほか脂質やアミノ酸の代謝などに広く影響している[4]．特に，解糖系からクエン酸回路への過程で，ピルビン酸脱水素酵素が作用しないことにより，解糖系から嫌気性代謝へと至り，

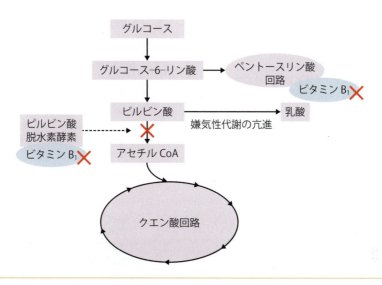

図1　ビタミンB₁欠乏が糖質代謝経路に及ぼす影響
ビタミンB₁はピルビン酸脱水素酵素の補因子であり，欠乏状態ではピルビン酸からクエン酸回路への受け渡しが阻止され，乳酸アシドーシスに転じる．ビタミンB₁はまた，ペントースリン酸回路におけるトランスケトラーゼの重要な構成要素であり，欠乏状態においてはトランスケトラーゼは適切に形成されず，機能不全のままである．

（文献5より改変）

ピルビン酸や乳酸が蓄積し代謝性アシドーシスをきたす（図1）[5]．なお，高心拍出状態の引き金となる末梢血管拡張の機序については，乳酸濃度の上昇や細胞内ATP枯渇など諸説あるも，未だ明らかにされていない．

2）脚気心の血行動態

細動脈血管拡張による末梢血管抵抗低下と，それに対する二次的な心拍出量増大による高拍出性心不全が血行力学的特徴とされる．すなわち，①前負荷の上昇（血液容量の増加と静脈コンプライアンスの低下），②後負荷の低下（全身血管抵抗の低下），そして③二次的な心血管系の活性化に惹起されるかたちで，高心拍出状態を呈する[6]．一方，肺動脈血流の増加および左室拡張末期圧の上昇は，次第に肺高血圧症を招来し，時に右室に著明な拡大と三尖弁逆流，心嚢液貯留を伴い，あたかも肺血栓塞栓症や原発性肺高血圧症のような所見を示す例も報告されている[7]．

3）リスク因子

ビタミンB₁欠乏のリスク因子について表1にまとめた．特に**慢性アルコール中毒**は少なくとも罹患者の25～31％に発生するとの報告があるなど主要なリスクであり，そ

表1	ビタミン B_1 欠乏のリスク因子

- 経口摂取不良
- 消化管吸収不良（肥満減量手術後の患者など）
- 腎排泄の増加（利尿薬内服など）
- アルコール依存
- 後天性免疫不全症候群（AIDS）
- 悪性腫瘍
- 妊娠，哺乳
- 甲状腺機能亢進症
- 全身感染症
- 重症疾患
- 糖尿病
- 末期腎不全（透析患者）
- 心不全
- 高齢者

（文献9より引用）

表2	脚気心の診断基準

1. 臨床所見
   ①下肢の浮腫
   ②末梢血管抵抗の減弱，拡張期血圧の低下
   ③高拍出状態，収縮中期雑音＋3音聴取
   ④心胸郭比（CTR）の拡大
   ⑤心電図におけるT波の非特異的変化
   ⑥末梢性神経炎の合併
   ⑦3ヵ月以上に及ぶ食生活上の欠陥および慢性アルコール依存症
2. ビタミン B_1 欠乏の確認
   ①血中ビタミン B_1 濃度の低下
   ②赤血球トランスケトラーゼ活性値の減少
   ③チアミンピロリン酸（TPP）効果の増加（15％以上）
3. 適切なビタミン B_1 補充後の改善

（文献1より引用）

のほか高齢者，心不全に伴う利尿薬使用，および妊娠中の患者などもハイリスクである[2]．

b 診断の考え方とポイント

Wakabayashi らはビタミン B_1 欠乏の23例を詳細に検討し，脚気心の診断基準（表2）を報告している[1]．しかしながら，診断基準に挙げられた所見は必ずしも一様に観察されない場合が多くあるため，正確な診断は難しい．そのような理由から，**過剰なアルコール摂取などのリスク因子やビタミン B_1 経口摂取不足を疑う病歴を有する病因不明の初発心不全患者においては，脚気心を念頭に置き，常に診断的治療を考慮されるべき**であるとされている[2]．

心エコー検査における特徴としては，①右室・左室の内腔拡大，②左室の過大な壁運動，③心嚢液貯留，④三尖弁逆流と肺高血圧の存在，⑤高心拍出量状態が挙げられる[8]．一般的には過収縮状態として観察されるが，脚気心が長期的に持続したような例においては左室心筋障害により拡張型心筋症様の左室拡大や収縮力低下を呈する場合も報告されている．

C 治療はどうする？

ビタミン B_1 補充療法が基本である．ビタミン B_1 は水溶性ビタミンであり，尿中に速やかに排泄され，前述の通り半減期も短く過剰症を起こすことはまれであるので，たとえ脚気でなかったとしてもビタミン B_1 補充による有害事象は考えにくい．特に原因不明の心原性ショックやアシドーシスを認めた場合には，衝心脚気を念頭に診断的治療として躊躇することなくビタミン B_1 の静脈内大量投与を施行するべきである．

投与量については一定のコンセンサスは得られておらず，わが国からの報告もさまざまであるが，**フルスルチアミン 100 mg の静脈内投与で開始することが多い**．しかしながら，アルコール多飲に関連した脚気心症例においては，アルコール自体がビタミン B_1 およびその活性型 (TPP) のリン酸化を阻害することがあるため，高用量のビタミン B_1 投与（1 回 500 mg，1 日 3 回投与など）を試みる必要がある[9]．

ビタミン B_1 に対する応答は**24〜48 時間以内**に起こり，患者は通常，**治療開始より 2 週間以内に正常な血行動態状態**に戻る[10]．この時期において，特に収縮能が低下した脚気心ではビタミン B_1 投与により末梢血管抵抗が上昇することによって後負荷不整合による血行動態の増悪を招く可能性があるため注意が必要である[4]．

■参考となる症例■

71 歳男性．両下肢筋力低下・感覚障害の訴えがあり，当院神経内科を受診．諸検査が施行されるも原因不明であった．同時期より両側下腿における圧痕性浮腫の出現があり，血清 BNP 124 pg/mL と高値であったため，心不全の関与が疑われ，循環器内科外来を紹介受診となった．

既往歴としては 69 歳時に遠位胆管がんに対する手術歴があり，喫煙は 10 本/日×46 年間であった．身体所見では血圧 125/56 mmHg，脈拍数 85/分（整），両側性の下腿浮腫を認め，四肢の深部腱反射は減弱していた．心エコー図で左室は過収縮状態（LVEF 73％）であり，推定肺動脈収縮期圧は 46 mmHg と軽度高値であった（図 2）．高拍出性心不全が疑われたが，貧血や甲状腺機能亢進は認められなかった．運動・感覚障害を認め，脚気心が疑われたものの，症状が軽度であり入院希望が得られなかったため，外来でビタミン B_1 経口製剤（オクトチアミン 75 mg）が開始となり，経過観察となった．

2 週間後の外来再診時，身体所見ならびに心エコー図における左室過収縮・肺高血圧所見の改善が確認された．初診時における血清ビタミン B_1 値は 1.9 μg/dL と低値であり，補充療法が奏効した経過より，脚気心の診断となった．

本症例におけるビタミン B_1 摂取量は 0.62 mg/1,000 kcal（>0.49 mg）と充足

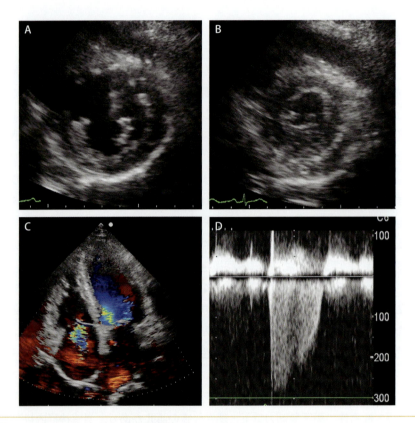

図2 参考となる症例：初診時の経胸壁心エコー所見
傍胸骨左縁短軸断層像の拡張末期像（A），収縮末期像（B）を示す．LVEF 73%で過収縮状態であった．また，心尖部四腔像（C）における三尖弁逆流を連続波ドプラ法（D）で測定，推定肺動脈収縮期圧は 46 mmHg であった．

しており，原因としては遠位胆管がんへの加療における胃部合併切除に伴う吸収不全が考えられた．すなわち，ビタミン B_1 はアルカリ環境下で容易に分解され，胃切除術後に伴う減酸効果の影響を受けるほか，残胃や挙上空腸内でチアミン分解酵素産生菌の発生増殖による吸収不全が惹起されることにより，ビタミン B_1 欠乏を併発する可能性が報告されていることからも[11]，同様の機序により脚気心に至ったと推察された．

d ケアはどうする？

再発予防のためビタミン B_1 の経口投与を当面続ける必要がある．また，管理栄養士

Ⅱ　疾患各論　知っておきたい循環器希少疾患・病態

による病前のビタミン B_1 摂取量評価や，栄養指導による食習慣改善が必須となる．

◇文献

1) Wakabayashi A et al: A clinical study on thiamine deficiency. Jpn Circ J **43**: 995-999, 1979
2) DiNicolantonio JJ et al: Thiamine and Cardiovascular Disease: A Literature Review. Prog Cardiovasc Dis **61**: 27-32, 2018
3) Gabrielli A et al: Early recognition of acute cardiovascular beriberi by interpretation of hemodynamics. J Clin Anesth **13**: 230-238, 2001
4) 大倉宏之：脚気心．新・心臓病プラクティス6：心不全に挑む・患者を救う，筒井裕之ほか（編），文光堂，東京，p411-413，2005
5) Michael W et al: Thiamine deficiency in critically ill patients with sepsis. J Crit Care **25**: 576-581, 2010
6) 丸尾　健，角地祐幸：高拍出性心不全の読み方．心エコー**4**: 334-340 2003
7) 大倉宏之：脚気心．心エコー**4**: 1188-1193，2014
8) 大倉宏之：脚気心．臨床心エコー図学，第3版，吉川純一（編），文光堂，東京，p449，2008
9) Chisolm-Straker M, Cherkas D: Altered and unstable: wet beriberi, a clinical review. J Emerg Med **45**: 341-344, 2013
10) Kawano H et al: Myocardial changes in shoshin beriberi. Int Heart J **46**: 751-759, 2005
11) 春田英律ほか：胃癌患者における胃全摘・幽門側胃切除の周術期ビタミン B_1 投与に関する検討．外科と代謝・栄養 **44**: 1-7，2010

索 引

1.5 心室修復術　77
^{18}F-FDG PET　120
^{67}Ga シンチグラフィー　119
^{99m}Tc PYP 心筋シンチグラフィー　111
αガラクトシダーゼ A　147, 152
β遮断薬　60

［欧　文］

A

AL アミロイドーシス　109
ALDH2　134, 138
anomalous origin of left coronary artery from pulmonary artery（ALCAPA）　47
anticipation 現象　109
apical rocking motion　36
arrhythmogenic right ventricular cardiomyopathy/dysplasia（ARVC/D）　79
asymmetric septal hypertrophy（ASH）　21

B

Barth 症候群　98
Bazett 式　54
Becker 型筋ジストロフィー　126
beriberi　204
Bland-White-Garland 症候群　47
brain natriurenic peptide（BNP）　104, 110, 127
Brugada 症候群　53
Buerger 病　184

C

cancer therapeutics-related cardiac dysfunction（CTRCD）　139
cardiac resynchronization therapy（CRT）　17, 29
Carpentier 分類　74
Charcot-Marie-Tooth 病　129
Charles 手術　202
cone 手術　77
CPEO/KSS（chronic progressive external ophthalmoplegia/Kearns-Sayre 症候群）　156
CRISPR-Cas9　132

D

Danon 病　23
dilated cardiomyopathy（DCM）　21
Dressler 症候群　63
Duchenne 型筋ジストロフィー　126

E

Ebstein 病　74
electrophysiological study（EPS）　10
Emery-Dreifuss 型筋ジストロフィー　131
extra-cellular volume fraction（ECV）　129

F

Fabry 病　90, 147
Fallot 四徴症　36, 39
FDG PET　120, 167
Fick 法　38
Friedreich 失調症　23
Friedreich 徴候　172

G

Gowers 徴候　127

H

HFpEF　22
HFrEF　22
Holter 心電図　7
hypertrophic cardiomyopathy（HCM）　21

I

immunoglobulin G4（IgG4）　43
immunomodulatory drugs（IMiDs）　113
implantable cardioverter defibrillator（ICD）　15, 59

J

Jervell and Lange-Nielsen 症候群　12

K

Kussmaul 徴候　34, 172

L

late gadolinium enhancement（LGE）　24, 111
left ventricular noncompaction（LVNC）　94

lymphatico-venular anastomosis（LVA）　202

M

MDCT　166
MELAS（mitochondrial myopathy, encephalopathy, lactic acidosis, and stroke-like episodes）　156
Milroy 病　197
Mobitz II 型第 2 度房室ブロック　7
MRI　166
multi-layer lymphedema bandaging（MLLB）　201

N

narrow QRS 頻拍　6
NC/C 比　96
near syncope　3
NEOD001　113
NSAIDs　64
NT-proBNP　110

O

one and a half ventricle repair　77

P

percutaneous coronary intervention（PCI）　72
percutaneous transluminal coronary rotational atherectomy（PTCRA）　73
percutaneous transluminal septal myocardial ablation（PTSMA）　28
PET-CT　167
Pompe 病　23
poor R progression　27, 110
post-cardiac injury syndrome　63

post-myocardial infarction syndrome　63
post-pericardiotomy syndrome　63
post-traumatic pericarditis　63
pulmonary arterial hypertension（PAH）　46

Q

QT 延長症候群　54
QT 短縮症候群　19

R

restrictive cardiomyopathy（RCM）　87
Rivero-Carvallo 徴候　34
Romano-Ward 症候群　12
Rubenstein 分類　6

S

sail-like movement　76
short QT syndrome（SQT）　19
short-coupled variant of torsade de pointes　60
ST 上昇型急性心筋梗塞（STEMI）　40
Stemmer sign　198
Stewart-Treves 症候群　197
sub-cutaneous ICD（S-ICD）　18, 62
superior vena cava syndrome（SVCS）　191

T

T wave alternans　13
T1 mapping　129, 149
torsade de pointes（TdP）　7, 54
transannular patch　39
triangle of dysplasia　83

tricuspid annular plane systolic excursion（TAPSE）　34

V

ventricular assist device（VAD）　29

W

Wenckebach 型第 2 度房室ブロック　7
Wernicke 脳症　204
wide QRS 頻拍　6

［和　文］

あ

悪性心臓腫瘍　163
悪性線維性組織球腫　164
アスピリン　64
アミオダロン　112
アミロイドーシス　90, 107
アルキル化薬　140
アルコール性心筋症　134
アルコール量計算式　136
アルデヒド脱水素酵素　134
アントラサイクリン系薬剤　139

い

イソプロテレノール　60
一過性収縮性心膜炎　171
遺伝子検査　25
遺伝子置換療法　132
遺伝子治療　153

う

植込み型除細動器　15, 59
植込み型補助人工心臓　29
植込み型ループレコーダ　7

索　引

右室圧・左室圧同時圧測定　175
右心不全　31
運動負荷試験　8
運動療法　201

エクソン・スキップ治療　132
エンドキサン　140

お

オプジーボ　145

か

解離性感覚障害　109
拡張型心筋症　21, 29
加算平均心電図　11
家族性アミロイドーシス　☞変異
　トランスサイレチンアミロイドー
　シス
脚気心　204
カテコラミン誘発多形性心室頻拍
　12, 58
カテーテルアブレーション　15
ガドリニウム造影心臓 MRI　119
カルシウム拮抗薬　48, 112
川崎病　43, 68
がんサバイバー　139
がん治療関連心機能障害　139
冠動静脈瘻　47
冠動脈解離　45
冠動脈奇形　46
冠動脈塞栓症　46
冠動脈バイパス術　72
冠動脈瘤　71
肝病変　38
冠攣縮性狭心症　42

基質合成阻害療法　153

喫煙　184
キニジン　60
急性冠症候群　40
急性大動脈解離　45
胸痛　41, 64
虚血性心疾患　29, 40
筋強直性ジストロフィー　129
筋ジストロフィー　125

グロボトリアオシルセラミド
　147

け

経皮的中隔心筋焼灼術　28
外科的中隔心筋切除術　28
血管肉腫　164
原因不明の右心不全　31
原因不明の心肥大・収縮障害　21
原因不明の致死性不整脈　2
限局性アミロイドーシス　107

こ

抗 SAP 抗体　113
高位肋間記録　53
高血圧性心疾患　28
拘束型心筋症　87
酵素補充療法　152
抗プロラクチン療法　105
後毛細管性肺高血圧　32
コエンザイム・ビタミンレス
　キューカクテル療法　161
呼吸鎖酵素活性　160
コークスクリュー様血管病変　187
コルヒチン　64

細胞外容積分画　129
左冠動脈対側大動脈洞起始　48

左冠動脈肺動脈起始　47
左室拡張障害　88
左室心筋緻密化障害　94
左室肥大　149
左房内血栓　112
サルコイドーシス　116
サルコグリカン異常症　129
三尖弁逆流　38
三尖弁接合不全　37
三尖弁輪収縮期移動距離　34

し

ジストロフィン異常症　126
肢帯型筋ジストロフィー　129
膝窩動脈瘤　179, 181, 182
脂肪吸引術　202
脂肪浸潤　83
シャペロン治療　152
周産期心筋症　101
収縮性心膜炎　170
手根管症候群　107
受動喫煙　184
症候性ヘテロ　147
衝心脚気　204
上大静脈症候群　191
静脈ステント　193
徐脈性不整脈　2
心 Fabry 病　148
腎 Fabry 病　148
心アミロイドーシス　107
心筋梗塞後症候群　63
心筋ストレインエコー法　128
心筋生検　24, 136
心筋トロポニン T　111
心筋バイオマーカー　143
心筋リモデリング　29
心室細動　19, 52
　──ストーム　59
心室中隔基部菲薄化　118
心室頻拍　18
滲出性収縮性心膜炎　171
心臓カテーテル　38, 89

213

心臓再同期療法　29
心臓サルコイドーシス　116
心臓腫瘍　163
腎動脈瘤　180
心膜剥離術　176

す
ステロイド　48, 64
ステント　193

せ
前失神状態　3
全身性アミロイドーシス　107
先天性 QT 延長症候群　12
先天性筋ジストロフィー　129
先天性左冠動脈閉鎖　47

そ
早期再分極症候群　57
早老症　129

た
大動脈解離　45
大動脈弁狭窄症　28
高安動脈炎　42
多層包帯法　201
タファミジス　108, 114
弾性着衣　201

ち
遅延造影　24, 111
遅延電位　11
致死性不整脈　2
チャネロパチー　19
中心静脈圧　33
腸骨動脈瘤　181

て
デスミン異常症　129
デスモゾーム　79
電気生理学的検査　10

と
動悸　3
糖原病　23
洞性頻脈　3
洞不全症候群　6
　　──に対するペースメーカ適応
　　14
動脈瘤　178
冬眠心筋　29
ドキシサイクリン　113
特定心筋症　23
特発性冠動脈解離　45
特発性心室細動　52
特発性肥大型心筋症　21

に
二次性心筋症　21, 90
妊娠高血圧症候群　101

の
脳性ナトリウム利尿ペプチド
　　104, 110, 127

は
肺動脈性高血圧　46
肺動脈弁逆流　36, 39
ハーセプチン　141

ひ
皮下植込み型 ICD　18, 62
非ステロイド性抗炎症薬　64
肥大型心筋症　28

ビタミン B$_1$　204
　　──補充療法　207
非閉塞性肥大型心筋症　28
頻脈性不整脈　2

ふ
不整脈原性右室心筋症　79
フルスルチアミン　207
フレカイニド　60
プロテアソーム阻害薬　113
ブロモクリプチン　105
分子標的治療薬　141

へ
閉塞性血栓性血管炎　184
閉塞性肥大型心筋症　28
ヘッドアップチルト試験　11
ベラパミル感受性心室頻拍　19
変異トランスサイレチンアミロイ
　　ドーシス　107, 109
　　──の治療　114

ほ
房室ブロック　6
　　──に対するペースメーカ適応
　　14

ま
末梢動脈瘤　178
マルベリー小体　152

み
ミトコンドリア心筋症　155
ミトコンドリア病　155
未分化多形肉腫　164

め

めまい　3
免疫チェックポイント阻害薬　145
免疫調整薬　113

や

薬剤性心筋症　139
野生型トランスサイレチンアミロ
　イドーシス　107, 110
　　──の治療　114

ゆ

遊離軽鎖　111

ら

ラミン異常症　129

り

利尿薬　112
流出路起源心室頻拍　18
領域放射線照射　168
両心室ペーシング機能付き ICD
　17

緑茶　113
リンパ管炎　196
リンパ管蛍光造影　200
リンパ管細静脈吻合術　202
リンパシンチグラフィー　199
リンパ浮腫　196

ろ

老人性アミロイドーシス　☞野生
　型トランスサイレチンアミロイ
　ドーシス
ロータブレータ　73

実は知らない循環器希少疾患―どう診る？どう対応する？

2019年9月20日　発行	編集者 安斉俊久
	発行者 小立鉦彦
	発行所 株式会社 南 江 堂
	☎113-8410　東京都文京区本郷三丁目42番6号
	☎(出版) 03-3811-7236　(営業) 03-3811-7239
	ホームページ https://www.nankodo.co.jp/
	印刷・製本 真興社
	装丁　近田火日輝 (fireworks.vc)

Rare Cardiovascular Diseases : How to Diagnose and Treat
©Nankodo Co., Ltd., 2019

定価はカバーに表示してあります.　　　　　　　　　　　Printed and Bound in Japan
落丁・乱丁の場合はお取り替えいたします.　　　　　　　ISBN978-4-524-24877-3
ご意見・お問い合わせはホームページまでお寄せ下さい.

本書の無断複写を禁じます.
JCOPY〈出版者著作権管理機構 委託出版物〉
本書の無断複写は,著作権法上での例外を除き,禁じられています. 複写される場合は,そのつど事前に,
出版者著作権管理機構 (TEL 03-5244-5088, FAX 03-5244-5089, e-mail: info@jcopy.or.jp) の許諾
を得てください.

本書をスキャン,デジタルデータ化するなどの複製を無許諾で行う行為は,著作権法上での限られた例外
(「私的使用のための複製」など) を除き禁じられています. 大学,病院,企業などにおいて,内部的に業
務上使用する目的で上記の行為を行うことは私的使用には該当せず違法です. また私的使用のためであっ
ても,代行業者等の第三者に依頼して上記の行為を行うことは違法です.

〈関連図書のご案内〉 ＊詳細は弊社ホームページをご覧下さい《www.nankodo.co.jp》

血管診療技師（CVT）テキスト 脈管診療にかかわるすべてのスタッフのために
血管診療技師認定機構 編　　　　　　　　　　　　　　B5判・304頁　定価（本体6,300円＋税）　2019.6.

現場のお悩みズバリ解決! 循環器の高齢者診療"術"
代田浩之 監修／荒井秀典・大村寛敏 編　　　　　　　A5判・262頁　定価（本体4,200円＋税）　2019.4.

今すぐはじめられる! 心臓デバイスの遠隔モニタリング超入門
鈴木 誠・三橋武司・寺田 健 編著　　　　　　　　　　A5判・98頁　定価（本体2,600円＋税）　2019.4.

EPS概論（改訂第2版）
村川裕二・山下武志 編　　　　　　　　　　　　　　　B5判・410頁　定価（本体12,000円＋税）　2019.3.

超・EPS・入門
村川裕二・山下武志 編　　　　　　　　　　　　　　　B5判・160頁　定価（本体3,400円＋税）　2016.6.

こうすれば必ず通過する! PCI医必携ガイドワイヤー"秘伝"テクニック
村松俊哉 編　　　　　　　　　　　　　　　　　　　　B5判・294頁　定価（本体8,300円＋税）　2018.2.

達人が教える! PCI・カテーテル室のピンチからの脱出法119
村松俊哉 編　　　　　　　　　　　　　　　　　　　　B5判・590頁　定価（本体12,000円＋税）　2014.3.

こんなときどうする? PCIトラブルの対処術
坂田泰史 監修／Grüntzig Club編集委員会・南都伸介・藤井謙司・西野雅巳 編　B5判・186頁　定価（本体5,500円＋税）　2018.8.

TAVI実践マニュアル
林田健太郎 監修／OCEAN-SHD研究会 編／山本真功・渡邊雄介 編集協力　B5判・210頁　定価（本体6,500円＋税）　2018.8.

循環器科の心電図 ECG for Cardiologists
村川裕二 編　　　　　　　　　　　　　　　　　　　　B5判・224頁　定価（本体6,000円＋税）　2018.7.

不整脈デバイス治療バイブル 適応・治療・管理まですべてマスター
草野研吾 監修　　　　　　　　　　　　　　　　　　　B5判・358頁　定価（本体10,000円＋税）　2018.7.

末梢血管疾患診療マニュアル
東谷迪昭・尾原秀明・金岡祐司・水野 篤 編　　　　　　B5判・496頁　定価（本体14,000円＋税）　2018.3.

誰も教えてくれなかった 心筋梗塞とコレステロールの新常識
伊苅裕二 著　　　　　　　　　　　　　　　　　　　　A5判・148頁　定価（本体2,800円＋税）　2018.3.

心臓デバイス植込み手技（改訂第2版）
石川利之・中島 博 編著　　　　　　　　　　　　　　　B5判・204頁　定価（本体7,500円＋税）　2018.3.

グロスマン・ベイム 心臓カテーテル検査・造影・治療法（原書8版）
絹川弘一郎 監訳　　　　　　　　　　　　　　　　　　B5判・1,336頁　定価（本体30,000円＋税）　2017.5.

診断モダリティとしての心筋病理
心筋生検研究会 編　　　　　　　　　　　　　　　　　B5判・222頁　定価（本体10,000円＋税）　2017.3.

新 肺高血圧症診療マニュアル 根治を目指す最新の治療指針
伊藤 浩・松原広己 編　　　　　　　　　　　　　　　　B5判・294頁　定価（本体5,800円＋税）　2017.3.

循環器疾患最新の治療2018-2019
永井良三 監修／伊藤 浩・山下武志 編　　　　　　　　B5判・538頁　定価（本体10,000円＋税）　2018.1.

循環器内科ゴールデンハンドブック（改訂第4版）
半田俊之介・伊苅裕二・吉岡公一郎 監修　　　　　　　新書判・610頁　定価（本体4,800円＋税）　2018.4.

むかしの頭で診ていませんか? 循環器診療をスッキリまとめました
村川裕二 編　　　　　　　　　　　　　　　　　　　　A5判・248頁　定価（本体3,800円＋税）　2015.8.

今日の治療薬2019 解説と便覧（年刊）
浦部晶夫・島田和幸・川合眞一 編　　　　　　　　　　B6判・1,472頁　定価（本体4,600円＋税）　2019.1.

定価は消費税率の変更によって変動いたします。消費税は別途加算されます。